LA VAPEUR D'EAU SURCHAUFFÉE

EMPLOYÉE

COMME AGENT THÉRAPEUTIQUE

AVEC 3 PLANCHES HORS TEXTE

Par le Docteur ZABÉ

Membre de la Société française d'Hygiène

Prix : 3 Francs

PARIS

OCTAVE DOIN, LIBRAIRE-ÉDITEUR

8, Place de l'Odéon, 8

1880

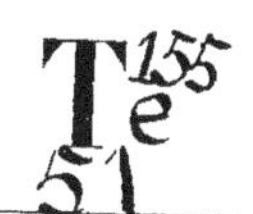

LA VAPEUR D'EAU SURCHAUFFÉE

EMPLOYÉE

COMME AGENT THÉRAPEUTIQUE

LA VAPEUR D'EAU SURCHAUFFÉE

EMPLOYÉE

COMME AGENT THÉRAPEUTIQUE

AVEC 3 PLANCHES HORS TEXTE

Par le Docteur ZABÉ

Membre de la Société française d'Hygiène

PARIS

OCTAVE DOIN, LIBRAIRE-ÉDITEUR

8, Place de l'Odéon, 8

1880

AVANT-PROPOS

Nous avons été amené expérimentalement à nous servir de la vapeur d'eau surchauffée comme moyen hygiénique et thérapeutique, alors que nous cherchions à supprimer les inconvénients que présentait l'emploi de la vapeur d'eau humide. Les résultats cliniques obtenus ont été des plus satisfaisants ; grâce à la façon de distribuer la vapeur surchauffée et aux qualités physiques de cet agent, nous pouvons provoquer des excitations cutanées s'étendant à une surface plus ou moins grande de la peau, graduer ces mêmes excitations et faire que suivant les indications, elles soient légères, modérées ou énergiques.

Nous basant sur l'observation de nombreux faits cliniques, nous avons tenté de faire ce qui a été réalisé pour l'hydrothérapie, c'est-à-dire de déterminer scientifiquement les lois physiques, et physiologiques afférentes à ce mode de traitement, lequel mode n'est également qu'une question de procédé opératoire. L'ensemble de ces recherches fera l'objet de ce travail ; nous espérons apporter quelque lumière sur un sujet qui, *ainsi envisagé,* n'a pas encore été étudié et qui cependant est présentement à l'ordre du jour des questions médicales.

Paris, 1er octobre 1880.

Dr ZABÉ.

INTRODUCTION

De temps immémorial et aujourd'hui encore, les excitations cutanées provoquées au moyen des agents thermiques ont joué un rôle considérable dans la thérapeutique. L'hydrothérapie, cette méthode de date récente, rend de signalés services dans un grand nombre d'états maladifs. Quant à la vapeur d'eau, elle n'a guère été employée jusqu'à présent que pour administrer des bains de vapeur.

Il y a quelques années, nous eûmes l'occasion de faire traiter quelques rhumatisants au moyen de l'appareil vaporifère de M. Lefebvre. Comparativement aux autres moyens de donner des bains de vapeur, ce système réalisait un réel progrès. Cependant nous avons été frappé des inconvénients de la vapeur humide, inconvénients qui ne permettaient pas de tirer de cet agent physique tout le parti thérapeutique que l'on était en droit d'espérer. En effet la conductibilité de la vapeur d'eau humide est très grande, puisque, à poids égaux, la chaleur spécifique de l'eau liquide étant *un*, celle de la vapeur d'eau est de 0,847 (Gavarret) (1); aussi cette dernière cède-t-elle au contact du corps une quantité considérable de calorique et produit-elle une vive impression.

De plus dans l'air chargé de beaucoup de vapeur d'eau, la résistance de l'économie aux causes extérieures d'échauffement est très faible. Or dans le traitement des maladies par les agents thermiques, il faut toujours savoir et ne jamais oublier que les limites de la résistance de l'économie à l'échauffement sont beaucoup moins étendues chez l'homme malade que chez l'homme bien portant (Lorain-Liebermeister). Autrement on risquerait d'épuiser rapidement les forces du malade et de lui faire courir de sérieux dangers.

C'est alors qu'en cherchant les moyens de supprimer ces graves inconvénients, nous avons eu l'idée d'employer la vapeur d'eau surchauffée. Aidé des conseils de constructeurs expérimentés, l'essai a

(1) Gavarret : *Physique médicale*, page 455.

répondu complètement à notre attente : un serpentin surchauffeur, placé au centre du foyer d'une chaudière verticale, nous a donné une vapeur suffisamment *séchée* et douée de propriétés physiques particulières, propriétés qui jointes au mode d'application, font de cet agent un sûr moyen thérapeutique. Ces qualités sont notoirement différentes de celles de la vapeur humide.

Tout d'abord avec moitié moins d'eau, nous obtenons dans un temps donné, le même volume de vapeur, la source de chaleur étant la même. Les molécules de la vapeur ainsi surchauffée sont plus tenues, plus mobiles et par conséquent celle-ci cède moins de calorique au contact du corps ; aussi l'impression produite est-elle beaucoup moins vive : d'où la possibilité de provoquer suivant les indications, des excitations légères et modérées.

La condensation ne se faisant pas sur le malade d'une façon sensible, ce dernier n'est point fatigué par le calorique latent qui dans le cas contraire, s'échappe brusquement ; et la chaleur peut alors être distribuée d'une façon lente et progressive.

Dans le milieu atmosphérique, constitué momentanément autour du corps du malade par un mélange d'air et de vapeur d'eau surchauffée, la résistance de l'économie à l'échauffement est si peu fatiguée qu'après une application de 20 à 25 minutes, la chaleur périphérique n'est pas sensiblement augmentée et la peau reste relativement fraîche.

De plus la tension du mélange d'air et de vapeur qui entoure le corps du malade est à peine appréciable avec un baromètre à cuvette, faisant les fonctions de manomètre.

Dans ces conditions physiques, l'exhalation et l'évaporation qui se produisent à la surface cutanée ne sont pas entravées ; aussi malgré l'excitation provoquée, le malade loin de ressentir quelques malaises éprouve plutôt un sentiment de bien-être.

Les qualités physiques de la vapeur d'eau surchauffée étant différentes de celles de la vapeur humide, les effets physiologiques résultant des excitations cutanées le sont également. Ces effets demeurent toujours proportionnés à l'excitabilité nerveuse, excitabilité si variable d'un sujet à un autre, soit à l'état de santé, soit à l'état de maladie.

Maître de la durée de l'application, nous pouvons mesurer l'intensité du courant, obtenir à volonté tel ou tel degré de température, limiter ou étendre la surface d'action au moyen de dispositions physiques et physiologiques que nous déterminerons plus tard. Grâce à l'ensemble de ces dispositions, nous pouvons toujours, étant donnée la susceptibilité nerveuse du sujet, provoquer des excitations locales ou générales, graduer ces mêmes excitations qui à notre volonté seront légères, modérées ou énergiques suivant le mode d'application, sa durée, la puissance du courant, le degré de température, etc. Et c'est là le principal mérite de la vapeur d'eau surchauffée, employée comme agent thérapeutique, mérite dû à ce que cet agent est doué d'une capacité calorifique moindre que celle de la vapeur d'eau humide et aussi à ce que la température peut être facilement graduée.

Après avoir exposé le mode d'action général des agents thermiques dans les excitations cutanées, mode d'action qu'il est indispensable de bien comprendre, nous étudierons tout d'abord les qualités physiques de la vapeur d'eau surchauffée, en décrivant en même temps les appareils appropriés, *générateur*, *distributeur* et *récepteur*. Cette description sera aussi succincte que possible ; nous

nous renfermerons dans notre rôle de médecin et nous éviterons ainsi de tomber dans l'erreur de certains inventeurs qui n'ont le plus souvent pour principal et unique souci que l'instrumentation mécanique.

Les conditions physiques et physiologiques dans lesquelles nous opérons étant bien déterminées, nous passerons ensuite à l'étude des effets physiologiques produits par les excitations cutanées généralisées et localisées ; et suivant que ces excitations seront modérées ou énergiques, nous constaterons les modifications fonctionnelles plus ou moins considérables qui en résultent. Nous ne mettrons en lumière que les faits bien acquis ; si nous recourons pour expliquer ces faits, à des hypothèses basées sur les connaissances physiologiques actuelles, ce sera sous toutes réserves. Car malgré le mérite et les nombreux travaux de savants expérimentateurs, ces questions sont encore loin d'être mûres ; mais les hypothèses ont du moins l'avantage d'ouvrir de nouveaux aperçus qui plus tard seront élaborés.

Enfin comme déductions, nous exposerons d'une façon générale les effets thérapeutiques résultant des excitations cutanées provoquées au moyen de la vapeur d'eau surchauffée, lesquels effets sont suivant la manière d'opérer, *antiphlogistiques* ou *révulsifs; sédatifs* et *antispasmodiques; excitants, toniques* et *reconstituants; sudorifiques, dépuratifs* et *éliminateurs.* Nous serons sobres d'observations et nous ne citerons que celles qui nous paraîtront donner plus de poids et plus de netteté à notre démonstration.

Notre mode de traitement s'adresse plus spécialement aux maladies chroniques et ne convient qu'exceptionnellement aux maladies aiguës. Nous avons obtenu nos plus beaux succès cliniques en combattant les différentes manifestations maladives dépendant d'états diathésiques tels que l'arthritisme, l'herpétisme, la scrofule, la syphilis, etc. Nous ne parlons pas intentionnellement des affections rhumatismales et goutteuses, parce que jusqu'alors ce sont à peu près les seules maladies qui ont été traitées et souvent avec succès, au moyen de la vapeur humide distribuée soit dans des étuves, soit dans des boîtes ou encore autour du malade couché dans un lit. Du reste de tous temps pour triompher de ces affections on a toujours eu recours aux agents thermiques.

Si nous avons appliqué notre méthode au traite-

CONSIDÉRATIONS PRÉLIMINAIRES

Mode d'action général des Agents thermiques dans les Excitations cutanées.

Les agents thermiques agissent sur la peau par leur température propre. En effet la chaleur re=lâche les fibres lisses, tandis que le froid les con-tracte (Rabuteau) (1). Aussi sous l'influence de la chaleur, la physionomie se colore et les traits du visage s'épanouissent, tandis que s'il fait froid, la face devient pâle et ridée. Dans le premier cas, les fibres lisses des vaisseaux se dilatent, la face reçoit plus de sang, d'où la coloration plus marquée du visage. Dans le cas contraire, le sang arrive à la peau en moins grande quantité et les rides résul-tent du fait de la contraction des fibres lisses ou fibro-cellules si nombreuses dans la texture du derme. C'est aux contractions des fibres-cellules que M. G. Pouchet attribue les changements de physionomie si journaliers chez la femme.

Par suite de l'élévation de température les fibres striées se dilatent également, d'où la paresse mus-

---

(1) Rabuteau : *Éléments de thérapeutique,* page 1064.

culaire souvent si grande éprouvée pendant les fortes chaleurs.

Mais de même que les agents mécaniques, les agents thermiques en impressionnant les extrémités des nerfs périphériques, agissent sur les centres nerveux et par cette voie sur les vaisseaux, sur le cœur, sur l'activité moléculaire des éléments, sur la calorification et sur les différentes sécrétions. Les impressions thermiques reçues par les cellules sensitives de la moelle se propagent aux cellules motrices de cet axe, chargées de les transformer en excitations. Et ces dernières, transmises à leur tour aux muscles par les nerfs moteurs, provoquent leur mouvement.

Ces impressions ne sont évidemment perceptibles que s'il y a une différence de température entre l'organe tactile et l'agent thermique. Or d'après les expériences probantes de Liebermeister et de Kernig, chez un homme en état de santé placé dans un bain à 34° C., il y a équilibre entre la perte et la production de chaleur. Ce n'est donc qu'à un degré de température supérieure ou inférieure à 34, qu'un agent thermique peut produire une excitation cutanée.

L'expérience démontre également que l'impression est proportionnelle à l'étendue des surfaces de contact.

La sensation de température se manifeste sur des surfaces peu douées de sensibilité tactile comme les dents, l'estomac. Mais cependant les diverses régions de la peau ne perçoivent pas avec une netteté égale les différences de température : la peau des doigts est moins sensible que la peau des joues et des paupières, celle des oreilles est la plus sensible.

La peau se trouve donc doublement influencée par les agents thermiques ; mais les fonctions de cet organe sont multiples.

Tout d'abord la peau est un organe de protection qui grâce à son exquise sensibilité tactile, transmet aux centres nerveux toutes les excitations qui l'impressionnent.

Puis dans la partie profonde du derme sont situées les glandes sudoripares en nombre très considérable, nombre que l'on a évalué à plus de deux millions. Ce sont ces glandes sudoripares qui sécrètent la sueur et concourent comme les poumons et les reins, à la dépuration du sang. C'est également à travers leurs parois que se fait l'échange d'acide carbonique et d'oxygène, échange qui constitue la respiration cutanée (G. Le Bon) (1).

Un réseau abondant de vaisseaux capillaires entoure ces glandes ; et ces petits vaisseaux à parois musculeuses, sont capables de se distendre et de se gorger de sang tout comme de se resserrer et de produire une anémie passagère.

Outre son rôle dépurateur, la sécrétion cutanée contribue à maintenir à un degré constant la température du corps. Chez l'homme comme chez les animaux à sang chaud, l'état de santé se lie intimement à la constance de la température centrale ; et

(1) G. Le Bon : *Des fonctions de la peau. Physiologie humaine,* page 303.

la vie ne peut persister qu'autant que les variations sont restreintes. Dans l'état physiologique, la température de l'homme, prise sur l'aisselle, oscille en 36°50 et 37°50 (Gavarret) (1). Ce résultat constant dans nos climats tempérés, est dû à un mécanisme complexe dans lequel la peau intervient pour une large part. Nous nous contenterons de résumer l'exposé physiologique de ce mécanisme, si bien tracé par M. Joffroy (2).

La production et la déperdition du calorique sont les deux facteurs de la régularisation de la chaleur animale.

Les causes de production et de déperdition sont multiples, supplémentaires et unies entre elles de façon que dans un organisme sain elles agissent parallèlement (Liebermeister).

Les productions ont leurs sources principales dans les actes chimiques si multiples qui se passent dans l'intimité des tissus, surtout au moment de l'activité des organes, des glandes et des muscles.

Les déperditions résultent aussi de certains actes chimiques (Berthelot), également du rayonnement du corps, de l'échauffement de l'air extérieur au contact de la peau et des poumons et surtout de la soustraction du calorique due à l'évaporation qui se fait à la surface de ces deux organes.

La peau joue le rôle le plus considérable dans la régularisation de la chaleur du corps, en diminuant

(2) Gavarret : *Loc. cit.* page 100.

(1) Joffroy : ***De l'influence des excitations cutanées sur la circulation et la calorification.*** Thèse d'agrégation. Paris, 1878.

ou en augmentant les pertes de calorique par le jeu de ses vaisseaux et le fonctionnement de ses glandes.

En effet, si l'air extérieur est à basse température, le sang arrive dans les vaisseaux, les distend et ne se trouve plus séparé alors de l'air ambiant que par une mince couche d'éléments ; dans ces conditions, il y a une action réfrigérante plus ou moins considérable.

Si au contraire la température est élevée, les glandes sudoripares sécrètent une sueur plus ou moins abondante qui se répand sur la surface cutanée et qui en s'évaporant, soustrait une quantité plus ou moins grande de calorique empruntée aux vaisseaux les plus superficiels.

Par contre, s'il n'y a pas production exagérée de chaleur centrale et que l'air extérieur soit froid, les vaisseaux de la peau revenant sur eux-mêmes, le sang arrive en quantité moindre et partant l'action réfrigérante est également moindre.

Cette fonction régulatrice de la chaleur du corps qui appartient à la peau est spécialement mise en activité par le chaud et par le froid.

En résumé, les agents thermiques appliqués sur la surface tégumentaire de l'organisme ont un double mode d'action :

1° Ils agissent par leur température propre ;

2° Ils provoquent des actions réflexes non seulement dans les organes excités, mais aussi dans les organes éloignés, en impressionnant les extrémités nerveuses périphériques.

CHAPITRE PREMIER

QUALITÉS PHYSIQUES DE LA VAPEUR D'EAU SURCHAUFFÉE

Pour plus de clarté, en même temps que nous décrirons les appareils *générateur, distributeur* et *récepteur*, nous décrirons les propriétés physiques de la vapeur d'eau, surchauffée d'après notre système. De cette façon nous éviterons toute redite et nous ferons mieux comprendre notre procédé opératoire. Des dessins graphiques avec légende explicative, feront saisir d'un seul coup d'œil l'ensemble de l'agencement mécanique.

§ I. — **Générateur.**

Nous produisons la vapeur dans une chaudière verticale à foyer central, d'une contenance d'environ 3 litres d'eau.

La surface de chauffe est renforcée par deux bouilleurs horizontaux A et A'. (*Figure n° 1.*)

Les deux robinets B et B' tiennent lieu de niveau d'eau.

L'eau est introduite dans la chaudière par une ouverture qui se trouve fermée par la soupape E. Cette soupape ne pèse que 500 grammes ; aussi étant donnée l'étendue de la surface d'introduction, il n'y a aucun danger d'ex-

Planche I

GÉNÉRATEUR

Légende

A, A'. — Bouilleur
B, B'. — Niveau d'eau
C. — Robinet d'échappement
D. — Serpentin surchauffeur
E. — Soupape
F. — Cheminée
G. — Foyer à gaz

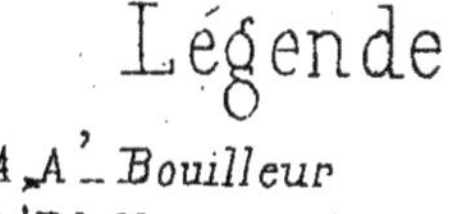

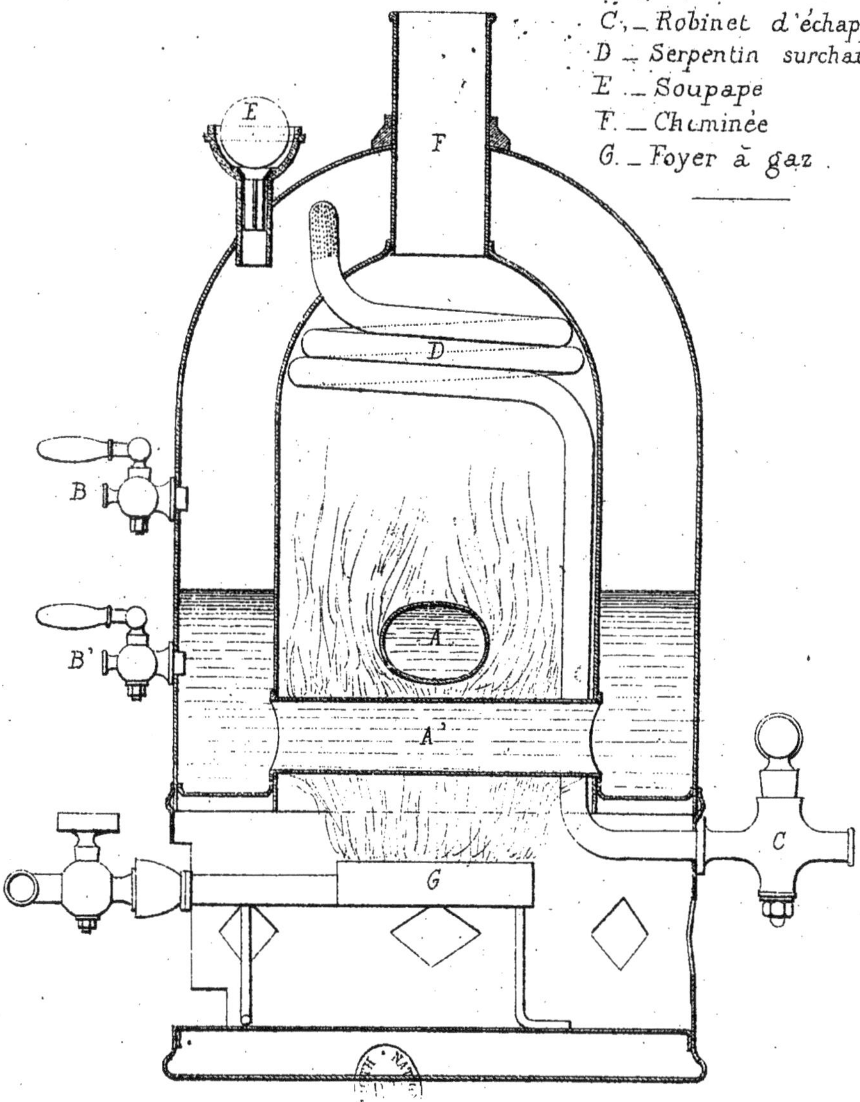

(Marque de Fabrique déposée). ATMOTHÉRAPIE du Dr ZABÉ.

plosion. Du reste l'appareil a été essayé avec une presse hydraulique et a supporté 4 atmosphères de pression. Il serait aussi inutile que dangereux de générer la vapeur à haute pression tout en la surchauffant, car alors la température atteindrait un degré beaucoup trop élevé ; ce qui rendrait impraticable toute application faite dans un but thérapeutique.

Nous chauffons au moyen d'un appareil à gaz G qui n'est autre chose que le bec de Bunsen. La combustion du gaz mêlé à l'air donne plus de chaleur et moins de lumière et ne dégage aucune odeur. Nous pouvons également nous servir d'une lampe à alcool ; mais c'est beaucoup plus dispendieux.

La cheminée F sert à activer le tirage.

La prise de vapeur se fait par l'extrémité supérieure du serpentin surchauffeur D, placé dans la partie la plus élevée du foyer. Cette extrémité est perforée de petites ouvertures afin d'empêcher l'entraînement de gouttelettes d'eau résultant du mouvement d'ébulition.

A l'extrémité inférieure du surchauffeur se trouve le robinet d'échappement C.

Le premier résultat dû au surchauffage, c'est d'obtenir dans un temps donné, la source de chaleur étant la même, le même volume de vapeur avec moitié moins d'eau.

En effet la vapeur d'eau comme tous les gaz est un corps éminemment dilatable. Or la dilatation des gaz est soumise aux deux lois suivantes établies par Gay-Lussac et remarquables par leur simplicité :

1° Tous les gaz ont le même coëfficient dè dilatation que l'air.

2° Le coëfficient 0,00366 conserve la même valeur, quelle que soit la pression supportée par les gaz.

Les molécules de la vapeur d'eau ainsi surchauffée
sont donc plus tenues, plus mobiles. Aussi au contact du corps la vapeur d'eau surchauffée cède-t-
elle une quantité moins grande de calorique, et produit-elle une impression moins vive que la vapeur
humide. En effet « à égalité de température, la
« quantité de chaleur cédée et par suite l'impres-
« sion produite par un corps chaud au contact di-
« rect, varie suivant la nature du corps lui-même
« et dépend de la mobilité des molécules, de sa
« conductibilité et de sa chaleur spécifique. » Gavarret (1).

Également « à poids égaux, la chaleur spécifique
« de l'eau liquide étant *un*, celle de la vapeur
« d'eau humide est de 0,847 et celle de l'air seule-
« ment de 0,267. » Gavarret.

La chaleur spécifique de la vapeur d'eau surchauffée doit atteindre un chiffre plus élevé que celui
de la chaleur spécifique de l'air sec, mais moindre
que celui de la vapeur humide ; et ce chiffre variera
évidemment suivant le mode et l'intensité du surchauffage.

Le robinet d'échappement C étant ouvert, la vapeur
surchauffée est conduite au moyen d'un tube en caoutchouc dans le distributeur.

§ II. — Distributeur (Figure 2).

Un robinet *purgeur* sert à éliminer les rares goutelettes
d'eau qui se forment au début par le contact de la vapeur

(1) Gavarret : *Loc. cit.*, page 455.

DISTRIBUTEUR

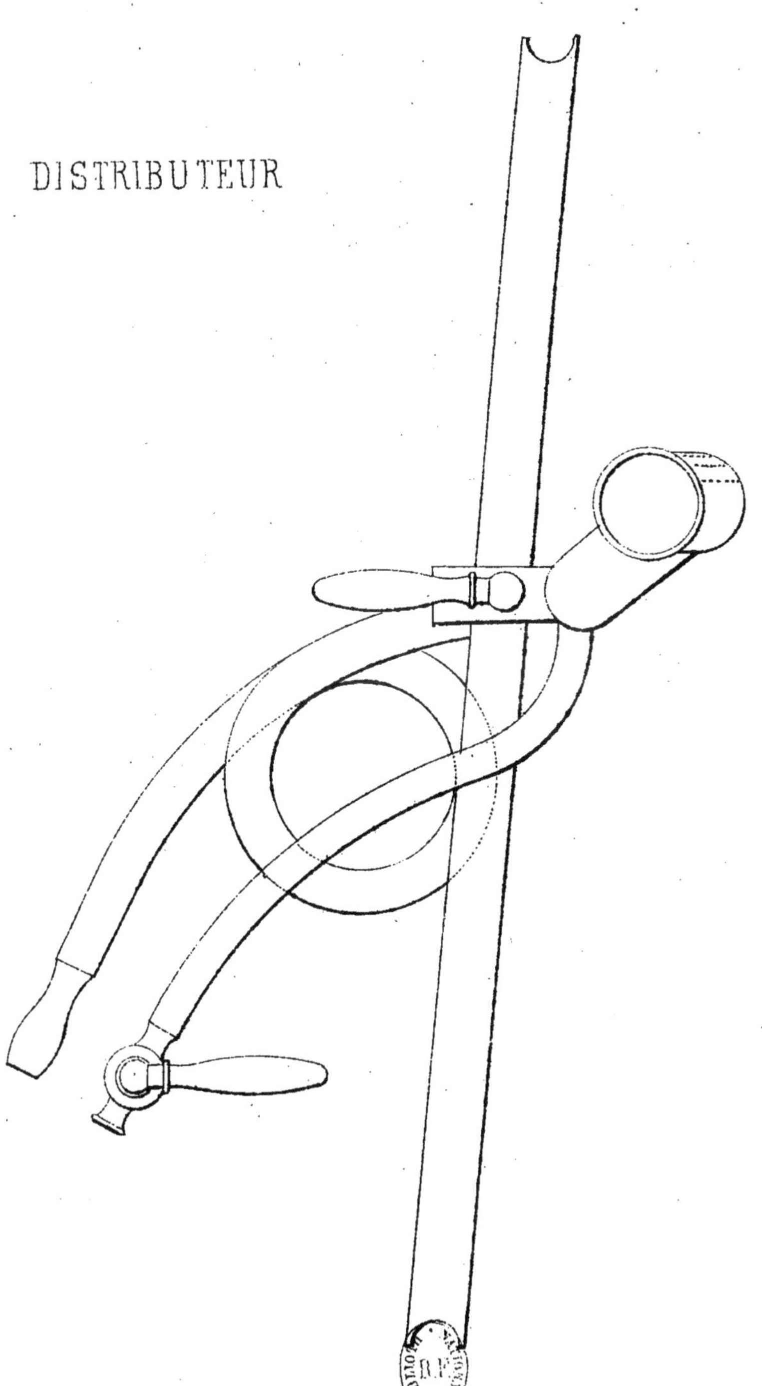

avec la paroi encore froide du caoutchouc et que la haute température du courant pourrait transformer en vapeur vésiculaire. Ce purgeur sert également à graduer l'intensité du courant.

La partie du distributeur par où s'échappe la vapeur a la forme d'un *semi-lunaire*, terme consacré en mécanique.

Ce semi-lunaire est perforé de petites ouvertures capillaires, mais suivant un axe qui fait un angle marqué avec le plan horizontal. Cet appareil glisse sur une tige métallique et peut être fixé au moyen d'une vis appropriée à telle ou telle hauteur, suivant que l'opérateur veut élever plus ou moins le courant de vapeur au-dessus du corps du malade qui ainsi que nous le verrons, se trouve couché sur un lit, de façon à impressionner plus ou moins énergiquement la surface cutanée.

Cette tige armée du distributeur, s'adapte à l'extrémité inférieure du récepteur.

§ III. — **Récepteur** (*Figure* 3).

Nous avons appelé *récepteur* l'ensemble des appareils et couvertures qui servent à limiter l'espace où se répand la vapeur surchauffée, distribuée autour du malade couché sur un lit.

Nous disions que la tige qui supporte le distributeur s'adapte à l'extrémité inférieure du récepteur, constitué par une série de cerceaux en fer étamé, lesquels cerceaux sont maintenus plus ou moins espacés au moyen de ressorts fixes et coudés. L'espace délimité par ces cerceaux est recouvert par une toile de coutil dont la partie supérieure est mobile et fixée au moyen d'agrafes, de façon à ce qu'aucune personne n'ait la répugnance légitime d'avoir une partie du corps touchée par un objet de literie ayant déjà servi à un autre malade.

Ces cerceaux sont étendus par l'opérateur d'une façon appropriée à la taille du sujet, lequel est couché sur un lit recouvert d'une couverture de laine et où il finit de se dévêtir complètement, l'appareil étant déployé. L'espace compris entre les cerceaux est assez large pour que la personne couchée puisse prendre sans aucune gêne l'attitude qu'il convient d'indiquer, de manière à pouvoir successivement et alternativement impressionner les différentes parties du corps. D'habitude nous faisons tenir la tête du patient en dehors de l'appareil ; et ce n'est que très rarement, suivant une indication spéciale, que nous enfermons le corps tout entier sous le récepteur.

Le sujet étant ainsi placé et le distributeur fonctionnant, l'opérateur enveloppe le récepteur d'une couverture de laine, à cette seule fin que l'application étant terminée, l'appareil puisse être retiré au moyen d'un mécanisme ingénieux, sans découvrir le malade et blesser sa pudeur. Alors ce dernier est enveloppé dans cette même couverture agréablement chaude, de façon à bien sécher la peau. Aussi grâce à l'ensemble de ces dispositions, pendant tout le cours de l'opération dont la durée moyenne est de 25 à 30 minutes, le malade bien qu'entièrement nu, n'est ni vu, ni découvert un seul instant.

Un thermomètre à mercure, placé pendant l'application à la partie inférieure du récepteur, guide l'opérateur et lui indique d'une façon précise le degré de température du milieu qui entoure le malade.

La vapeur surchauffée s'accumule tout d'abord dans l'espace déterminé par le récepteur jusqu'à une certaine tension ; puis il s'établit un courant qui reste toujours sous forme gazeuse. En effet les couches supérieures sont constamment plus chaudes que les couches inférieures d'environ 5° C. ; or étant donnée la porosité de la toile de coutil, le courant résulte des différences de densité, conséquence des différences de température d'une couche à l'autre. Mais ainsi que le fait comprendre la description

RÉCEPTEUR

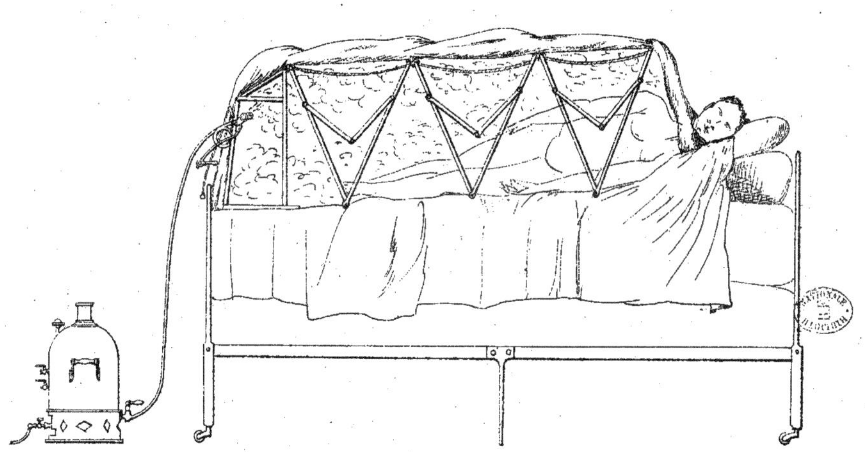

du distributeur, la vapeur ne frappe pas directement le corps du malade; ce dernier est pour ainsi dire douché indirectement par le circuit en retour qu'est forcée de parcourir la vapeur. Autrement le patient n'eut pas supporté longtemps le contact de la vapeur sans éprouver une pénible sensation de brûlure, tandis que par notre mode de distribution, il est plutôt impressionné agréablement et l'application peut être aussi prolongée que le comporte l'indication. En même temps le corps du malade est entouré d'un mélange d'air et de vapeur d'eau surchauffée dont la température s'élève lentement et progressivement, au gré de l'opérateur (1).

La vapeur d'eau surchauffée bien purgée, ne se condense pas d'une façon sensible sur le malade; aussi le lit et la personne couchée ne sont jamais mouillés. Le patient n'est point fatigué par l'excès de calorique qui se dégage brusquement par le fait de la condensation. En effet, quand la vapeur d'eau retourne à l'état liquide, elle abandonne son calorique latent. Or 1 gramme d'eau en se vaporisant, absorbe la quantité de chaleur nécessaire pour élever 500 grammes d'eau de 0° à 1 degré (Despretz).

De plus la chaleur humide est moins bien supportée que la chaleur sèche, les gazs secs étant plus mauvais conducteurs que les gaz humides (Gavarret). En effet Delaroche a constaté que la température rectale d'un lapin étant de 39°,7, il a fallu un

---

(1) L'appareil fonctionnant à vide, la température de l'atmosphère du récepteur peut être montée à 60° C.

séjour de 1 heure 45 minutes dans une étuve sèche à 45° pour lui faire atteindre 43°,8, tandis que dans une étuve humide à 40°, la température d'un autre lapin est montée de 38°,5 à 44° en 55 minutes.

La tension du milieu aériforme qui entoure le malade et par suite la quantité de vapeur qui sature cet espace sont les mêmes à température égale, que cet espace soit vide ou qu'il contienne un gaz. Or à une température voisine de celle de la chaleur propre, degré que nous dépassons rarement dans nos applications, la tension est difficilement appréciable avec un baromètre à cuvette, faisant les fonctions de manomètre.

Cette tension si légère ne gêne nullement l'exhalation et l'évaporation qui se produisent à la surface cutanée. Si au contraire la tension était considérable, elle s'opposerait à la production de ces mêmes phénomènes ; en effet le passage de l'état liquide à l'état gazeux est favorisé par une diminution de la pression extérieure.

La résistance de l'économie aux causes extérieures d'échauffement est très faible dans l'air chargé de beaucoup de vapeur d'eau humide. Tandis que l'état hygrométrique du mélange d'air et de vapeur surchauffée, constituant l'atmosphère du récepteur, est tel que le patient, alors qu'il est en pleine transpiration, peut encore constater sur lui-même une fraîcheur relative de la peau. Les causes de résistance opposées par les êtres vivants aux causes extérieures d'échauffement sont dues au fait tout physique de l'évaporation; et les expériences si connues de Delaroche et Berger ont mis

en lumière cette vérité. Or, « l'état hygrométrique
« du milieu ambiant exerce une très grande in-
« fluence sur l'évaporation des liquides à la surface
« du corps des animaux. Toutes choses égales
« d'ailleurs, ils perdent d'autant moins d'eau et de
« chaleur que l'atmosphère est plus rapproché de
« son point de saturation. Aussi en été, lorsque
« tout à coup sous l'influence d'un orage, l'air de-
« vient très humide, bien que sa température ne
« s'élève pas sensiblement, l'homme éprouve une
« sensation insupportable d'accablement et de cha-
« leur due en très grande partie, à la diminution
« de l'évaporation cutanée et pulmonaire. » (Gavarret) (1).

Cet état physique du milieu ambiant du récepteur facilite l'évaporation du liquide exhalé à la surface du corps. En effet l'accroissement de la température qui se fait d'une façon progressive,
accélère l'évaporation par l'excès de force élastique
qu'il détermine dans les vapeurs.

De plus la peau est incessamment léchée, ba-
layée par de nouvelles masses gazeuses qui se satu-
rent au dépens du liquide épanché à sa surface. Or
« l'évaporation est d'autant plus rapide que le mi-
« lieu ambiant est plus sec, plus agité, plus chaud. »
Gavarret (2).

Enfin l'étendue de la surface cutanée où se produit l'évaporation est une cause manifeste d'accélération de ce phénomène physique.

(1) Gavarret : *Loc. cit.*, page 427.
(2) Gavarret : *Loc. cit.*, page 431.

Puis comme nous l'avons déjà dit, la tête du malade étant tenue en dehors de l'appareil, l'évaporation pulmonaire conserve toute son activité; et c'est une des deux causes efficientes qui s'opposent à l'échauffement de l'organisme.

Aussi l'opération terminée, dès lors que l'application n'a pas duré plus d'une demi-heure et que la température n'a pas été poussée à un degré trop élevé, mais suffisant pour produire une excitation même énergique, l'équilibre de température n'est pas rompu. Le patient n'a point la tête lourde, pas de battements de cœur précipités et tumultueux, et loin d'être fatigué, il éprouve au contraire un vérible sentiment de bien-être.

Pour nous résumer nous dirons avec M. Gavarret: « que toutes choses égales, dans les divers milieux à « haute température qui environnent l'homme pas- « sagèrement, la résistance à l'échauffement est en « raison inverse de la quantité de chaleur que ce « milieu peut lui céder en un temps donné, et en « raison directe de la quantité de vapeur qui dans « le même temps, peut se former à sa surface. » Gavarret (1).

(1) Gavarret : *Loc. cit.*, page 446.

APPENDICE

DE LA DOUCHE (*Figure* 4).

La douche que nous employons pour les applications locales n'est autre chose que le distributeur modifié. Les ouvertures capillaires au lieu d'être placées sur une ligne horizontale, figurent une circonférence de façon à concentrer les jets de vapeur et à impressionner sûrement une région déterminée du corps. Cette douche est également munie d'un robinet purgeur qui sert à éliminer les quelques goutelettes d'eau qui se forment au début de l'opération.

Le volume de ces appareils n'est nullement encombrant, et vu la légèreté de leur poids, ils sont facilement transportés au domicile du malade. Si ce dernier ne peut quitter la chambre, le traitement se pratique chez lui tout aussi commodément.

CHAPITRE DEUXIÈME

EFFETS PHYSIOLOGIQUES

Ainsi que nous l'avons établi, les agents thermiques agissent dans les excitations cutanées non seulement par leur température propre, mais aussi en produisant une excitation dans les centres nerveux correspondants.

L'excitation n'est qu'*un mode de vitalité intermédiaire entre les états physiologiques et pathologiques;* ou bien elle représente une somme plus ou moins grande d'énergie fonctionnelle, ou résumant la totalité de l'irritation, elle est le premier échelon de désordres fonctionnels plus ou moins graves, voir même d'altérations de tissus.

D'une façon générale, l'excitation est un état d'accélération du mode d'exercice habituel des fonctions. (Ch. Robin) (1).

Elle reste *locale*, quand le surcroît de vitalité ne se manifeste que dans le lieu qui en est le siège.

Elle devient *générale*, quand elle se manifeste par une célérité plus grande de la circulation, par

(1) Littré et Ch. Robin : *Dictionnaire de médecine.*

l'augmentation de la chaleur animale et la suractivité des différentes sécrétions.

§ I. — Effets Locaux.

La vapeur d'eau surchauffée appliquée sur une région déterminée du corps, amène dans la coloration de cette partie des modifications importantes. En effet la douche étant tenue éloignée d'environ 30 centimètres de la surface cutanée et la température du courant étant à cette distance de 50° C., *en moins d'une minute, apparaît un pointillé blanchâtre très fugace auquel succède une vive rougeur, accompagnée d'une sécrétion de sueur plus ou moins abondante.*

L'impression loin d'être pénible, est semblable à celle que ferait naître un souffle léger et tiède.

Ces modifications ne sont pas dues à la température de la vapeur d'eau surchauffée, mais bien à l'intervention du système nerveux. En effet une douche d'eau chaude à 50° C. produit tout d'abord le même effet qu'une douche d'eau froide.

Le pointillé blanchâtre est dû au resserrement des vaisseaux de la région douchée, et la rougeur qui succède, à la dilatation de ces mêmes vaisseaux. Quant à la sécrétion de sueur, elle résulte de la suractivité circulatoire qui se produit dans le réseau vasculaire de cette même partie de la peau.

La théorie de M. Vulpian sur le fonctionnement de l'appareil vaso-moteur (1) donne une explication

(1) Vulpian : *Leçons sur l'appareil vaso-moteur*, 1875. T. I, p. 46.

des plus rationnelles des faits que nous venons d'exposer.

En effet l'impression thermique périphérique transmise à la moelle par les nerfs sensitifs produit une excitation dans les centres vaso-moteurs correspondants. Or les centres vaso-moteurs sont dans un état d'action constante, d'où résulte le *tonus* vasculaire; et suivant l'intensité de l'excitation, cette action est exagérée ou diminuée. C'est donc par le fait d'une activité plus ou moins grande de ces centres que les parois des vaisseaux se rétrécissent ou se dilatent.

Si l'excitation est faible, les centres vaso-moteurs ont une activité plus grande et alors les artérioles se contractent.

Si au contraire l'excitation est énergique, les centres se paralysent; et le tonus vasculaire disparaissant, les vaisseaux se dilatent, leurs parois cédant à la pression sanguine.

L'excitation produite par la vapeur d'eau surchauffée étant énergique, il est facile de se rendre compte que le resserrement des vaisseaux ne peut être que très fugace. En effet la vive stimulation des centres vaso-moteurs se traduit par une contraction des vaisseaux; mais les centres sont rapidement paralysés par la continuité de l'excitation thermique, d'où une suspension paralytique et la dilatation vasculaire consécutive.

Aussi admettons-nous avec M. Vulpian que la dilatation vasculaire n'est plus que la manifestation de la pression sanguine sur des parois musculaires dont le tonus est aboli.

En dehors de la moelle, il existe sur le trajet du grand sympathique des ganglions parfaitement étudiés, et qui eux aussi, sous l'influence d'une excitation périphérique exercent une action tonique sur certains vaisseaux.

Egalement sur les filets nerveux placés dans l'épaisseur des parois artérielles se trouvent situés de petits ganglions qui jouent un rôle similaire. (Joffroy) (1).

En résumé, toutes conditions égales d'ailleurs, l'excitation d'une région déterminée de la peau par la vapeur d'eau surchauffée amène dans cette partie un surcroît d'activité d'autant plus considérable que la quantité de sang qui la traverse dans un moment donné est elle-même plus considérable, et la chaleur de cette partie de la peau sera d'autant plus élevée que la circulation sanguine y sera plus active.

Mais si la durée de l'application est trop prolongée ou encore si la douche est tenue fixe, une pénible sensation de brûlure est bientôt ressentie. *La peau devient d'un rouge violacé et la sécrétion de sueur s'arrête.*

Que s'est-il passé? Eh bien! à la congestion due à la dilatation paralytique, dilatation devenue excessive, ont succédé des arrêts de circulation dans un certain nombre de capillaires. Les glandes sudoripares ne fonctionnent plus par suite de l'arrêt de circulation dans le réseau vasculaire correspondant. Et bientôt il se ferait des exsudations extra vasculaires : la peau de rouge violacée, deviendrait lui-

(1) Joffroy : *Loc. cit.*, page 14.

sante et douloureuse; tous les phénomènes inflammatoires d'une véritable cutite aiguë apparaîtraient. L'excitation ayant franchi les limites physiologiques, deviendrait pathogénique ou morbide.

Chez les *hémiplégiques*, alors que l'accident remonte à une époque assez éloignée, l'excitation par la vapeur d'eau surchauffée sur les membres paralysés, ne donne plus les mêmes résultats. Le pointillé blanchâtre est difficilement perçu et la coloration d'un rouge foncé, se manifeste plus rapidement.

Egalement chez certaines personnes atteintes d'*hystérie*, la douche appliquée sur une région anesthésiée y rétablit la sensibilité, la durée de l'application étant suffisamment prolongée.

Comme nous venons de le constater, sur une région déterminée de la peau, la douche de vapeur d'eau surchauffée lentement promenée, produit plutôt une sensation de chaleur agréable; le sentiment de brûlure ne survient qu'autant que la douche est tenue immobile, tandis que la douche d'eau chaude à 50° C. est difficilement tolérée; c'est que celle-ci a en plus un effet de percussion, l'eau ne pénétrant pas les tissus de la peau; de plus l'eau chaude cède tout son calorique au contact du corps; et toute évaporation, pendant la durée de l'application, est supprimée dans l'étendue de la partie douchée.

§ II. — Effets généraux.

Sous l'influence d'excitations cutanées généralisées, provoquées au moyen de la vapeur d'eau surchauffée, il se produit des modifications très rapides et très marquées dans le nombre et la force des battements cardiaques ; la température centrale est augmentée et les différentes sécrétions suractivées. Si les effets obtenus varient suivant l'intensité du courant, le degré de température, la durée de l'application, ils dépendent par dessus tout du sujet observé : le même excitant agissant chez l'un comme excitant faible et chez l'autre comme excitant énergique. Nous allons étudier successivement les modifications qui surviennent dans les fonctions de *circulation* et de *respiration*, de *calorification*, d'*innervation* et de *sécrétions*.

1º CIRCULATION ET RESPIRATION.

La circulation, l'activité propre du cœur et les fonctions respiratoires subissent des modifications marquées dans leur mode fonctionnel sous l'influence d'excitations cutanées généralisées et provoquées par la vapeur d'eau surchauffée.

En effet en quelques minutes, à une température voisine de celle de la chaleur propre, *le pouls monte à 92, 104, 116 et la tension sanguine augmente; en même temps la respiration devient plus élevée (12 à 13 inspirations seulement par minute).*

Ces effets physiologiques sont dus uniquement à l'intervention du système nerveux, M. Vulpian ayant péremptoirement démontré que les excitations périphériques sont transmises par les nerfs sensitifs. En effet, si on abolit les actions réflexes par le chloral, on n'obtient plus d'augmentation notable de la pression sanguine.

L'action du cœur n'est pas également la cause de l'accroissement de la vitesse de la circulation du sang, car l'expérience donne les mêmes résultats après la section des nerfs pneumo-gastriques.

Ainsi que l'a démontré expérimentalement M. Brown-Sequard, l'accélération du courant sanguin et le resserrement des vaisseaux ont lieu sous l'influence d'excitations périphériques , qu'elles soient mécaniques, chimiques, faradiques ou thermiques. Cet habile expérimentateur a observé chez des mammifères le resserrement des vaisseaux de la pié-mère spinale à la suite d'excitations douloureuses périphériques. Aussi ne peut-on plus mettre en doute la contraction des petits vaisseaux de l'encéphale sous l'influence des excitations cutanées. Du reste les capillaires du cerveau qui naissent directement des artères principales, sont munis d'une couche très épaisse de fibres musculaires.

Chez les mammifères et chez l'homme, les excitations, même les plus violentes , ne paraissent donner lieu qu'à un resserrement des vaisseaux, s'accompagnant d'une accélération du courant sanguin et d'une augmentation de la pression sanguine. (Joffroy) (1). Aussi, sous l'influence d'une excitation thermique périphérique, la dilatation plus ou moins considérable des vaisseaux de la peau doit-elle être considérée comme localisée à la surface tégumentaire ; elle ne s'étend nullement à tous les vaisseaux de l'organisme. Au contraire les vaisseaux se contractent par suite d'un acte réflexe ayant son point

(1) Joffroy : *Loc. cit.*, page 31.

de départ à la surface cutanée et son point de réflexion dans les centres vaso-moteurs bulbo-spinaux,
qui alors exercent directement leur action sur tous
les vaisseaux, sans intervention obligée du cœur.

Mais le retentissement sur tout le système nerveux central est proportionnel à l'étendue de la surface cutanée impressionnée. En effet comme nous
l'avons déjà établi, une excitation localisée retentit
seulement sur la portion correspondante des centres vaso-moteurs ; mais généralisée, elle atteint les
centres voisins. Alors elle retentit non seulement
sur les centres vaso-moteurs spinaux, mais sur le
centre moteur général situé dans le bulbe : d'où les
modifications générales que nous venons de constater.

Mais si le thermomètre s'élève au delà de quarante et quelques degrés, suivant l'excitabilité nerveuse du sujet, *le pouls diminue rapidement, ainsi
que la tension sanguine.* Le sujet éprouve de grands
malaises et principalement de l'anxiété précordiale ;
la respiration devient gênée et plus rapide. C'est
qu'alors l'excitation thermique vient à s'étendre
aux centres nerveux encéphaliques et que les nerfs
pneumo-gastriques sont influencés : d'où s'expli-
quent et le ralentissement des contractions du cœur
et l'augmentation des mouvements respiratoires.
(Vulpian) (1).

2° CALORIFICATION.

A la température de 38° à 39° C., degré habituel

(1) Vulpian : *Loc. cit.*, page 366.

de nos applications, une sensation de douce chaleur
est ressentie, et jamais l'impression pénible de brûlure n'est éprouvée : ce résultat est dû à la conductibilité moindre de la vapeur d'eau surchauffée.
Cependant après quelques minutes, *la température
centrale augmente de quelques cinquièmes de degré,*
fait que nous avons constaté au moyen d'un thermomètre placé sous la langue du patient ; la tête de ce
dernier étant placée au dehors de l'appareil, toute
cause d'erreur est évitée.

D'après un relevé fait sur une centaine d'observations, la moyenne de l'élévation de température a
été d'environ 3/5 à 4/5 de degré; une seule fois nous
avons constaté une augmentation de 1° 1/5. Cette
élévation de température est due à l'excitation modérée de la peau par la vapeur d'eau surchauffée et
non au calorique cédé par cet agent thermique. En
effet le tégument s'échauffe à peine et seulement
après 15 à 20 minutes d'application, car l'évaporation de la sueur provoquée se fait dans des conditions si favorables que le patient en se touchant
éprouve une sensation de fraîcheur relative, alors
qu'il est en pleine transpiration.

Mais si le thermomètre s'élève à un degré plus
élevé et suivant la susceptibilité plus ou moins
grande du sujet, *le pouls diminuant, la température centrale s'abaisse immédiatement et diminue
proportionnellement à l'abaissement de la tension
sanguine.*

Ces résultats sont du reste conformes aux expériences faites par Rœhrig et Heindenhain. Egalement Cl. Bernard a démontré expérimentalement

que le cœur bat plus vite et que la circulation s'accélère à mesure que la température s'élève. Mais au delà de certaines limites, lorsque le sang s'échauffe par suite de l'action trop prolongée de la chaleur sur la peau, la pression sanguine diminue ; puis il se produit une véritable sidération du système nerveux qui peut se terminer par une syncope mortelle. Cet arrêt subit du cœur s'expliquerait d'après M. Valin, par la paralysie et l'inexcitabilité consécutive du diaphragme. Dans ces expériences, c'est la haute température qui tue ; aussi Lorain a-t-il été dans le vrai en appelant cet accident un *coup de feu*.

Liebermeister a établi qu'on ne produisait aucune modification de la température centrale si la surface d'action n'était pas suffisamment grande. Si nous acceptons cette proposition, nous refusons d'admettre la suivante du même physiologiste, à savoir qu'il n'y a pas de limites au parallélisme de la production et de la dépense du calorique ; nous la tenons pour erronée, car la production et la dépense du calorique ne s'équilibrent que dans certaines conditions déterminées.

M. Krishaber (1), dans les expériences qu'il a tentées sur lui-même, avait remarqué que la corrélation entre la température d'une part, le pouls et la respiration de l'autre, était loin d'être constante. Cette observation était exacte ; en effet après une application d'une durée de 25 minutes, l'augmentation de quelques cinquièmes de degré que nous

(1) Krishaber : Société de Biologie, novembre 1877.

avons constatée persiste pendant plusieurs heures, tandis que le pouls reprend rapidement son rhythme habituel.

Les modifications de la calorification que nous venons de signaler n'ont plus lieu dans les états fiévreux. Ainsi dans les cas déjà nombreux de maladies telles que le rhumatisme articulaire aigu, les fièvres éruptives, la fièvre continue où nous nous sommes servi de la vapeur d'eau surchauffée comme agent thérapeutique, nous avons toujours constaté que pendant la durée de l'application, il n'y avait ni diminution ni augmentation appréciables de la température centrale.

Heindenhain n'a observé chez les animaux atteints de fièvre, malgré l'excitation violente des nerfs sensitifs, ni élévation marquée de la pression sanguine, ni abaissement notable de la température. Cl. Bernard avait remarqué chez un chien fiévreux que les vaisseaux étant déjà dilatés, les excitations qui les faisaient habituellement se resserrer étaient plus ou moins efficaces.

Les limites dans lesquelles s'observe le maintien de l'équilibre de la température du corps varient suivant les sujets, leur résistance individuelle, leur poids, leur embonpoint, car l'homme comme les grands animaux peut résister à des températures bien supérieures à celle de son sang. Delaroche et Berger ont pu séjourner quelques minutes, mais non sans de grands malaises, dans des étuves humides à 58° C. Ces limites sont plus étendues d'après Lorain et Liebermeister, chez l'homme sain que chez l'homme malade.

Cette résistance de l'économie à l'échauffement est due ainsi que nous l'avons démontré, au fait tout physique de l'évaporation de la sueur qui se répand sur la surface cutanée. Mais si les moyens de défense deviennent insuffisants, la chaleur s'accumule et la température du corps peut s'élever à 44°, 45° C. Alors la mort survient, quand bien même les animaux soumis à l'expérience seraient retirés encore vivants et placés dans un autre milieu, à température modérée. Et chose singulière! Rosenthal cité par M. Joffroy (1), a constaté que ces animaux mouraient de froid. Ce fait en apparence paradoxal, s'explique cependant facilement. En effet, chez ces animaux, sous l'influence de l'excitation périphérique résultant de la haute température du milieu ambiant, il s'est produit une excessive dilatation des vaisseaux cutanés. Cette dilatation persistant après leur sortie de l'étuve, entraîne forcément une déperdition considérable de calorique, ce qui est d'autant plus dangereux que les organes centraux étant anémiés, produisent moins de chaleur; d'où l'explication toute physiologique de cet abaissement de température en apparence extraordinaire, constaté pendant l'agonie de ces animaux.

La température centrale des animaux à sang chaud ne peut s'élever au delà de 7° à 8° C., tandis qu'elle peut descendre à 12° C. et même plus bas au-dessous du chiffre de la température de la chaleur propre. Un fait qui commence à être connu, c'est qu'à 45° C. ce n'est pas la coagulation de l'al-

---

(1) Joffroy : *Loc. cit.*, page 48.

bumine qui expliquerait la mort, mais ce sont les globules du sang qui ont été tués à cette température, tandis que leurs propriétés vivifiantes persistent à des températures très basses (Rabuteau).

3° INNERVATION.

Comme nous l'avons démontré précédemment, toute excitation périphérique provoquée par un agent thermique ne peut se produire sans l'intermédiaire du système nerveux. En effet la moelle épinière a la propriété de transformer les impressions que lui apportent les nerfs sensitifs en excitations qui se réfléchissent sur les nerfs moteurs et qui transmises par eux aux muscles, mettent ces derniers en mouvement. C'est cette faculté importante que l'on a appelée *pouvoir réflexe* ou *excito-moteur* et à laquelle est due l'immense majorité des actes de l'organisme tels que les mouvements du cœur, ceux des appareils respiratoires et digestifs, les sécrétions, etc.

. Une expérience de M. Brown-Sequard met en évidence les effets localisés à distance résultant des excitations cutanées. Ce physiologiste a constaté en effet qu'en passant la main droite sur un corps froid, la main gauche se refroidit aussitôt; ce qui indique d'après ce que nous savons, une diminution du calibre des vaisseaux dans cette dernière main, diminution correspondant à celle qui se produit primitivement dans la main appliquée sur le corps froid. M. Franck a confirmé l'exactitude de ce résultat au moyen du pléthysmographe de Mosso.

L'hypothèse d'un acte réflexe ayant son point de départ dans l'impression produite par l'agent thermique sur la peau de la main droite, son point de rcflexion à la moelle, son point d'arrivée aux muscles vasculaires de la main gauche, fournit une explication satisfaisante des phénomènes précités.

Les effets excito-moteurs n'étant que le produit d'actions réflexes, si l'on veut agir sur une fonction ou sur un organe déterminé, il faut opérer sur la région de la peau la plus disposée par ses sympathies nerveuses à provoquer l'action réflexe recherchée dans cet organe ou dans cette fonction. Mais la pratique ne laisse pas que d'être difficile, la physiologie n'ayant pas déterminé exactement les régions où prennent naissance les différentes actions réflexes. Toutefois de nombreux faits sont enregistrés à l'actif de la science, et dans les applications localisées au moyen de la douche nous avons su en tirer profit. Ce que nous pouvons toujours faire, c'est de produire des effets excito-moteurs s'étendant à tout l'organisme, notre façon de distribuer la vapeur nous permettant d'influencer la surface cutanée dans sa totalité.

Suivant que l'excitation provoquée par la vapeur d'eau surchauffée est modérée ou énergique, la sensibilité et la motilité sont augmentées ou diminuées.

En effet, alors que la chaleur développée est à une température voisine de la chaleur propre, *l'irritabilité musculaire augmente*, tandis que *l'excitabilité nerveuse diminue* ; et cette action sédative persiste également à une température un peu plus élevée, si toutefois l'application est de courte durée.

Pendant ou après l'opération, pas de pesanteur de tête, pas de somnolence, pas d'étourdissement ; les facultés intellectuelles sont le plus souvent suractivées. Nous avons présent à la mémoire la réflexion que nous faisait naguère un de nos clients, ancien député : « Si, disait-il, je m'étais trouvé à la tribune dans une pareille disposition d'esprit, avec quelle facilité j'aurais émis mes idées et prononcé un discours ! »

Mais au delà de certains degrés de température, 40° à 45° C. et suivant la susceptibilité de l'organisme à être plus ou moins facilement influencé, ou encore si l'application est trop prolongée, on ressent de la paresse musculaire accompagnée d'éréthisme nerveux et l'activité cérébrale est déprimée.

4° SÉCRÉTIONS.

Ainsi que nous l'avons déjà vu dans les effets locaux, sous l'influence d'une excitation modérée la dilatation des vaisseaux de la peau est accompagnée d'une sécrétion plus ou moins abondante de sueur. De même l'application étant généralisée, en quelques minutes, les parties cutanées les plus riches en glandes sudoripares telles que la paume des mains, le devant de la poitrine, sont couvertes de gouttelettes de sueur. L'excitation s'étendant à toute la surface cutanée, la tête exceptée, la sudation devient générale et le visage lui-même bien que se trouvant en dehors de l'appareil, est après 15 à 20 minutes, ruisselant de sueur.

Mais si la chaleur s'élève au delà d'un certain degré, toujours suivant l'excitabilité nerveuse du sujet, la sueur s'arrête, puisqu'alors le pouls diminue rapidement ainsi que la tension sanguine et partant la circulation ne se fait plus d'une façon suffisamment active dans le réseau vasculaire qui alimente les glandes sudoripares.

Aussitôt l'opération terminée, la transpiration ne persiste point sensiblement, tandis qu'à la suite d'un bain de vapeur, elle se prolonge pendant plusieurs heures. La peau est également beaucoup moins rouge et reprend rapidement sa coloration normale; elle reste moins longtemps moîte; aussi aucun danger de refroidissement n'est plus à craindre.

La vapeur d'eau surchauffée n'agit pas directement sur les glandes sudoripares, mais bien sur le réseau vasculaire qui les alimente, et ce, par l'intermédiaire du système nerveux. Pour Cl. Bernard la sécrétion des glandes est due à la paralysie des nerfs vaso-moteurs; en effet les substances qui paralysent ces nerfs telles que le curare par exemple, amènent la sécrétion permanente des glandes. Cette théorie n'est pas à l'abri de toute critique et d'autres physiologistes admettent l'existence de nerfs spéciaux dits *nerfs sécréteurs*, destinés à produire la mise en activité des éléments glandulaires. (G. Le Bon) (1).

La sueur générale que nous provoquons n'est pas un liquide unique et homogène; en effet, elle est formée :

(1) Gustave Le Bon : *Loc. cit.*, page 415.

1° Du liquide spécial sécrété par la peau, en vertu de cette propriété de sécrétion possédée par tous les tissus en membrane. Ce liquide contient en suspension ou en dissolution plusieurs substances volatiles d'une odeur spéciale et qui constituent le *miasme humain*.

2° A ce liquide, s'ajoute le produit des glandes sudoripares qui n'est pas le même à la surface de la peau et à l'aisselle.

3° Il s'y ajoute encore le produit des glandes pileuses dans les régions qui sont pourvues de poils.

4° Enfin, il contient des cellules épithéliales résultant de la desquamation de la peau. (Ch. Robin) (1).

Il nous est arrivé d'observer chez quelques malades des *sueurs bleues* dont la cause est pour M. Robin, la même que celle de la suppuration bleue. Cette coloration survenue après 6 ou 8 applications, disparaissait à la douzième ou treizième application.

Parfois la sueur est *fétide* ; cette mauvaise odeur provient d'une altération rapide des principes normaux dès que la sécrétion est opérée. (Ch. Robin). Nous avons observé cette altération de l'odeur de la sueur chez certains syphilitiques et aussi chez quelques dartreux.

La quantité moyenne de sueur sécrétée pendant une application d'une durée de 25 à 30 minutes est d'environ 500 grammes.

(1) Ch. Robin : *Dictionnaire de médecine.*

« Les liquides que les reins et les glandes sudori-
« pares sécrètent, c'est-à-dire l'urine et la sueur,
« ont la plus grande analogie de composition : tous
« deux contiennent bien qu'en proportions di-
« verses de l'urée et les mêmes sels.

« Mais les glandes sudoripares ne se bornent pas
« comme les reins à retirer du sang les matières
« liquides destinées à être éliminées au dehors. De
« même que les poumons, elles laissent échapper
« sous forme gazeuse de la vapeur d'eau et de l'acide
« carbonique et absorbent de l'oxygène.

« La sudoration a donc un rôle intermédiaire
« entre l'urination et la respiration. Ces trois fonc-
« tions complémentaires l'une de l'autre, peu-
« vent se suppléer dans certaines limites. » (G. Le
Bon) (1).

C'est ce qui explique les sueurs anormales dues à
une diminution des sécrétions pulmonaires ou rénales dans les maladies qui troublent les fonctions
de ces organes telles que la dysurie, la dyspnée, etc.

Jusqu'alors nous ne nous sommes occupé que
des sécrétions de la peau ; mais d'autres organes
sécréteurs sont également influencés par les excitations provoquées au moyen de la vapeur d'eau surchauffée. Ainsi vers la quinzième minute de l'application, la bouche se remplit de salive, fait que
nous avons observé non seulement sur nous-même,
mais également chez beaucoup d'autres personnes.
Cette mise en activité des glandes salivaires est certainement le résultat d'actions réflexes, et nous pou-

---

(1) G. Le Bon : *Loc. cit.*, page 282.

vons en inférer qu'il en est de même pour d'autres glandes de l'organisme.

La pression énorme que le sang subit en traversant les reins par suite du petit calibre et des inflexions nombreuses des divisions artérielles par lesquelles il doit passer, favorise la transsudation de sa partie liquide dans les canalicules urinifères. Or la tension sanguine, sous l'influence d'une excitation modérée de la peau, est sensiblement augmentée ; les fonctions rénales sont donc suractivées et l'urée est éliminée en plus grande abondance.

Également les mouvements d'inspiration étant plus profonds et l'expiration prolongée, l'exhalation de vapeur d'eau et d'acide carbonique qui se fait à la surface de la muqueuse pulmonaire est plus considérable.

Sous l'influence d'excitations modérées par la vapeur d'eau surchauffée, le mouvement de désassimilation se trouve donc accéléré. La *peau*, les *reins* et les *poumons* rejettent alors plus rapidement au dehors les éléments des tissus usés, c'est-à-dire ramenés à l'état de composés de plus en plus simples. Et comme l'a dit si justement M. G. Le Bon, ces résidus sont comparables aux cendres qui se forment dans un foyer et à la fumée qui se dégage pendant la combustion. De cette suractivité des fonctions d'élimination, il résulte un mouvement d'assimilation qui combiné à une alimentation réparatrice, favorise la nutrition générale.

Étude comparative des différents modes de Sudation par les moyens externes.

Si maintenant nous comparons notre procédé de sudation par la vapeur d'eau surchauffée aux autres moyens ordinairement employés, nous en constaterons l'incontestable supériorité.

1° MAILLOT SEC.

Nous ne parlerons que pour mémoire de l'enroulement dans des couvertures de laine ; c'est un moyen très en vogue à cause de sa simplicité et aussi parce qu'il est à la portée de tout le monde. La chaleur bien réelle qui se dégage alors, se produit aux dépens des tissus; aussi la transpiration est-elle accompagnée d'un sentiment de faiblesse des plus pénibles et l'application ne saurait être répétée sans danger. Ce mode de sudation a été appelé avec beaucoup d'à-propos : *fièvre des couvertures*.

2° BAINS D'AIR CHAUD.

Les bains d'air chaud permettent, il est vrai, de supporter une température élevée, voisine de 100° (Oré). Une partie de l'exhalation cutanée en se vaporisant, rend latente une grande quantité de calorique et empêche ainsi le corps de se mettre en équilibre de température avec le milieu ambiant. Mais la distribution de chaleur ne saurait être graduée, la peau n'est point pénétrée ni dilatée ; les glandes sudoripares mal impressionnées s'irritent.

Aussi la transpiration ne s'établit point doucement et ces bains sont-ils *très-excitants*. De plus l'air chaud introduit dans les poumons par la respiration, y produit une irritation dangereuse qui peut amener des congestions pulmonaires.

3° ÉTUVE HUMIDE.

L'étuve humide présente de graves inconvénients; le malade y est incommodé, la vapeur pénétrant dans les voies respiratoires. « L'air y étant saturé « de vapeur ne peut recevoir celle qui provient de « la transpiration cutanée. Or cette vapeur est au « maximum par suite de la haute température à « laquelle la peau est soumise. Il en résulte une « sensation de gêne, de malaise, d'anxiété qui ne « permet pas d'en subir longtemps l'influence. » (Becquerel) (1). Aussi des congestions, voir même des hémorrhagies cérébrales peuvent se produire ; ce qui du reste arrive assez fréquemment dans les établissements de bains de vapeur.

4° BOITES A VAPEUR.

Les boîtes à vapeur permettent bien au malade de tenir la tête en dehors de l'étuve, mais ce dernier se trouve toujours plongé dans un bain de vapeur humide et la condensation se fait tout aussitôt ; aussi les parois des boîtes comme celle de l'étuve, sont-elles ruisselantes. Le premier effet de la condensation, c'est d'abandonner brusquement un excès

(1) Becquerel : *Traité d'hygiène privée et publique.*

de calorique, lequel se trouve mal distribué et fatigue singulièrement le patient. Mais l'inconvénient le plus grave de ces boîtes, c'est de condenser autour du corps une couche de vapeur dont la tension ne tarde pas à opposer un sérieux obstacle à l'exhalation. Puis une certaine quantité de vapeur d'eau s'introduit quand même dans les voies respiratoires et trouble les fonctions de cet organe. Or l'évaporation cutanée et pulmonaire sont les deux sources de refroidissement qui permettent à l'économie de résister aux causes extérieures d'échauffement. Ces deux sources étant neutralisées, la résistance de l'économie à l'échauffement devient à peu près nulle. L'équilibre de température venant à se rompre, surgissent aussitôt les effets perturbateurs que nous avons signalés précédemment et le malade court de sérieux dangers.

5° SUDATION PAR LA VAPEUR D'EAU SURCHAUFFÉE.

La vapeur d'eau surchauffée dans les conditions où nous l'appliquons pénètre la peau sans la mouiller ni l'irriter. Vu sa conductibilité moindre, elle cède au corps une quantité de calorique moindre et impressionne doucement la sensibilité tactile. Traversant le vernis protecteur tégumentaire formé de vieilles cellules imbriquées et imbibées de *sebum*, lequel vernis s'étend jusqu'à une certaine profondeur dans les conduits excréteurs des glandes sudoripares, elle facilite l'exhalation, laquelle du reste n'est pas gênée par la tension de la vapeur, ainsi que nous l'avons établi.

La condensation ne se faisant point d'une façon sensible, la chaleur est facilement graduée et distribuée d'une façon lente et progressive. Enfin, les conditions de résistance de l'économie à l'échauffement sont telles, par suite de l'évaporation du liquide exhalé à la surface du corps, que la chaleur périphérique n'augmente pas sensiblement. Aussi le patient n'a pas la tête lourde comme dans les étuves humides, pas de battements de cœur tumultueux et précipités; au contraire, il éprouve un véritable sentiment de bien-être. De plus la tête étant placée en dehors du récepteur et la vapeur ne s'introduisant pas dans les voies respiratoires, l'évaporation pulmonaire n'est jamais troublée. Aussi dans les conditions physiques ou physiologiques où nous opérons, la sudation peut être répétée nombre de jours consécutifs, sans craindre d'épuiser l'économie, dès lors que l'alimentation est suffisamment réparatrice. En effet toutes les sécrétions étant vivement stimulées, non seulement le mouvement de dénutrition est plus accentué, mais aussi celui de rénutrition : or l'harmonie de ce double mouvement est la condition essentielle de la vie. Par le fait des applications de vapeur d'eau surchauffée, la nutrition générale se trouve donc activée, les fonctions trophiques étant excitées dans de sages limites. Et comme nous le verrons plus tard, cette possibilité de continuer les sudations aussi longtemps que l'exigent les indications du traitement, c'est de tous les avantages thérapeutiques dus à notre procédé, le plus précieux.

Les enfants, dès l'âge de deux ans, supportent

parfaitement ce genre de sudation. Également les vieillards ne se sentent pas affaiblis : Une dame, âgée de 78 ans, atteinte d'un rhumatisme chronique, a pu prendre 36 sudations dans l'espace de deux mois sans que son état général ait cessé d'être satisfaisant.

Résumé des effets Physiologiques généraux.

Si nous récapitulons les effets physiologiques généraux résultant des excitations cutanées, provoquées au moyen de la vapeur d'eau surchauffée, nous voyons que si la température reste voisine de celle de la chaleur propre, *le pouls est plus fort, plus fréquent et plus vif, la respiration plus élevée, la chaleur animale plus développée, l'activité de l'innervation cérébrale plus marquée et les différentes sécrétions suractivées.*

Si la température, au contraire, s'élève à un degré plus élevé et suivant la susceptibilité nerveuse du sujet, *la pression sanguine diminue rapidement, la température centrale s'abaisse, la respiration s'accélère, les mouvements du cœur deviennent tumultueux et précipités, la tête s'alourdit, les sécrétions tarissent.*

Un opérateur expérimenté, dès lors qu'il connaît bien l'excitabilité nerveuse du sujet, provoquera à coup sûr tel ou tel ordre de phénomènes, rien n'étant plus facile avec nos appareils que de graduer avec précision la température. Mais dès qu'il emploie la vapeur d'eau surchauffée comme agent thérapeutique et non plus comme simple moyen hygiénique, qu'il ait toujours présent à l'esprit cette vérité clinique, à savoir que les limites dans lesquelles s'observe le maintien de l'équilibre de la chaleur du corps sont beaucoup moins étendues chez l'homme malade que chez l'homme en bonne santé. Aussi est-il presque toujours indiqué de provoquer des excitations plutôt modérées qu'énergiques, afin d'éviter de faire surgir des crises qui ne seraient pas sans danger.

§ III. — **Absorption par la peau des substances tenues en dissolution dans l'eau, sous l'influence des applications de vapeur d'eau surchauffée.**

Une question qui se présente incidemment et qui offre un certain intérêt thérapeutique, c'est de savoir si la peau, sous l'influence des modifications apportées dans cet organe, peut absorber les substances tenues en dissolution dans l'eau. Notre réponse est affirmative, et les expériences faites sur nous-même le prouvent nettement. En effet, si après l'opération et avant de nous rhabiller, nous nous frottons le creux épigastique avec une vingtaine de gouttes de teinture de belladone, en moins de une minute, nous sommes pris à la gorge d'une sensation âcre, caractéristique de la présence de la belladone dans le sang. Cette sensation persiste environ une demi-heure, et si la dilatation des pupilles n'a point lieu, c'est que la dose de teinture n'est point suffisante.

L'histologie élémentaire nous rend compte du mécanisme physiologique de l'absorption par la

peau à la suite des applications de vapeur d'eau surchauffée, alors que cette propriété du tégument n'est
point manifeste dans les bains d'eau.

La peau avant d'être un organe d'exhalation et
d'absorption, est tout d'abord un organe de protection.

La couche superficielle est formée de vieilles cellules aplaties, desséchées, privées de noyaux, n'ayant
plus par le fait aucune activité et incapables d'absorber. Ces cellules sont liées entre elles par une
matière insoluble, un vrai ciment qui rend leur dé-
sagrégation très difficile. De plus, elles sont lubré-
fiées par une matière grasse, le *sebum* qui les rend
imperméables. Aussi tout liquide qui ne dissout pas
les substances grasses ne peut arriver aux cellules
encore absorbantes. En prenant un bain, qui de
nous n'a observé que les gouttelettes d'eau glissaient
sur la peau sans la pénétrer ? Cependant, après un
bain prolongé, l'épiderme des mains et des pieds
finit par se gonfler. Ce phénomène tient à ce
que, dans ces deux régions, il y a absence de matière sébacée et surabondance de glandes sudoripares. La peau n'étant plus rendue imperméable
par le *sebum*, l'eau imbibe la couche des cellules
mortes, et atteint par imbibition les cellules vivantes
qui possèdent la propriété d'absorber. (Simpson,
d'Édimbourg). C'est pourquoi certains expérimentateurs ont nié et d'autres ont affirmé l'absorption
par la peau des matières solubles, tenues en suspension dans l'eau.

Bien différemment agit la vapeur d'eau surchauffée : elle pénètre le vernis protecteur tégu-

mentaire. En même temps l'abondance de la sueur qui s'échappe de la peau, désagrège le ciment inter-cellulaire. La matière sébacée est dissoute par les sudorates alcalins contenus dans la sueur. Les vieilles cellules épidermiques sont rapidement éliminées par le puissant mouvement d'expansion et de dérivation résultant de l'excitation générale. Alors les substances tenues en dissolution dans l'eau, mises en contact avec des cellules à noyaux, cellules en pleine activité, sont sûrement absorbées. C'est donc une nouvelle voie pour l'administration de certains médicaments, ayant l'avantage de ne fatiguer ni la peau ni le tube digestif.

Nous utilisons cette propriété absorbante de la peau dans le traitement de certaines névralgies rebelles et d'affections rhumatismales chroniques.

Toutefois il faut apporter une grande réserve dans l'emploi des substances toxiques, ne sachant pas exactement en quelle quantité le médicament est absorbé.

CHAPITRE TROISIÈME

EFFETS THÉRAPEUTIQUES

Abstraction faite du diagnostic et des considérations qui appartiennent à l'individu et à la maladie, notre méthode thérapeutique dont l'agent principal est la vapeur d'eau surchauffée, est essentiellement une question de procédé opératoire. Ce procédé ne fait pas obstacle à l'emploi de tout autre agent dont l'expérience a démontré l'efficacité ; nous nous servons des médicaments pharmaceutiques, mais à titre d'adjuvants ; et c'est dans le choix de ces médicaments qu'il faut surtout savoir être opportuniste.

D'une façon générale, cette méthode de traitement s'adresse plus spécialement aux maladies chroniques et ne convient qu'exceptionnellement aux maladies aiguës.

Nous n'adoptons nullement l'opinion de ceux qui ne voient dans la vapeur qu'un moyen exclusivement destiné à provoquer la sueur, et qui font de la sudation l'élément fondamental de leur traitement. En effet, suivant la manière d'opérer, nous modifions plus particulièrement telle ou telle fonction, la circulation, la calorification ou les sécrétions. Si par exemple, dans les états dyscrasiques à fond anémique l'on n'avait soin d'éviter les sueurs profuses au lieu d'exciter simplement la circulation et partant de suractiver les fonctions trophiques, on épuiserait rapidement les forces du malade, et on irait contre le but thérapeutique indiqué. Du reste la sudation provoquée au moyen d'un agent thermique n'est-elle pas, ainsi que nous l'avons vu, un des résultats de l'excitation cutanée et une conséquence des modifications que subissent tout d'abord les fonctions de circulation et de calorification ?

Pour mettre de l'ordre et de la clarté dans notre exposition, nous étudierons d'abord les effets thérapeutiques qui résultent directement de l'action topique de la vapeur d'eau surchauffée, tels que les effets *antiphlogistiques* et les effets *révulsifs*. Puis nous passerons à l'étude des effets *sédatifs* et *antispasmodiques*, des effets *excitants*, *toniques* et *reconstituants*, des effets *sudorifiques* et *dépuratifs*, enfin des effets *éliminateurs*.

Nous citerons ensuite les observations de quelques cas de fièvre typhoïde, traités par les applications de vapeur d'eau surchauffée, et nous ferons ressortir les avantages de cette méthode comparativement aux dangers que l'on fait courir au malade, en ayant recours aux bains froids.

Puis nous rapporterons les cures de quelques cas de folie sympathique, obtenues au moyen des excitations provoquées par la vapeur d'eau surchauffée.

Nous n'avons aucune prétention dans le choix de

l'ordre de classification que nous avons adopté ;
nous avons simplement cherché un cadre suffisant
pour bien mettre en lumière les effets thérapeutiques que nous avons obtenus au moyen de notre
procédé.

§ I. — Effets Antiphlogistiques.

Avant de parler des applications de vapeur d'eau
surchauffée faites dans un but antiphlogistique,
nous dirons quelques mots de l'inflammation en
général. La théorie moderne nous apprend que les
phénomènes inflammatoires prennent naissance
dans les vaisseaux capillaires. Les principaux caractères extérieurs sont la *rougeur*, la *chaleur*, le
gonflement et la *douleur*. Les capillaires se rétrac-
tent d'abord sous l'influence de l'excitation des
nerfs vaso-moteurs et la circulation s'accélère.
Mais bientôt la névro-paralysie survenant, les capillaires se dilatent, le courant sanguin se ralentit
et finit par s'arrêter dans la partie enflammée. La
stase sanguine est suivie de l'exsudation à travers les
parois des vaisseaux d'un liquide fibrineux qui se
mélange aux éléments des tissus phlogosés. Alors,
ou bien le liquide disparaît par résolution, ou l'exsudation non résorbée se transforme en cellules analogues aux globules blancs du sang, lesquels globules constituent le pus.

La vapeur d'eau surchauffée étant distribuée de
façon à obtenir une température voisine de celle de
la chaleur propre, est un *topique émollient* par ex-
cellence. En effet elle relâche les tissus et émousse

la sensibilité, sans craindre d'arriver à l'épuisement des muscles des vaisseaux. L'excitation étant modérée, il se produit doucemeut et lentement des mouvements alternatifs de resserrement et de dilatation qui rétablissent le courant sanguin obstrué. La légère sudation provoquée, suivie d'évaporation, amène l'abaissement de la température. Enfin l'accélération de la circulation favorise la résolution de l'exsudat.

Nous avons traité au moyen des applications de vapeur d'eau surchauffée quelques maladies inflammatoires de cause interne et qui se manifestent extérieurement telles que le rhumatisme articulaire aigu, la *phlegmasia alba dolens*, etc.

Dans le rhumatisme articulaire aigu, sous l'influence d'une excitation légère, l'élément fébrile fait place à un apaisement général ; et une sudation de courte durée opère une détente salutaire. Six à huit sudations données de deux jours en deux jours ont le plus souvent amené la guérison de cette maladie.

La fièvre qui accompagne le rhumatisme articulaire aigu n'est point une contre-indication ; seulement nous espaçons les sudations et nous modérons la température du récepteur.

Nous avons traité avec succès un cas très grave de *phlegmasia alba dolens* double chez une jeune femme accouchée depuis huit jours et que M. Hippolyte Blot, appelé en consultation, a constaté. En quelques jours les accidents aigus ont cessé et le seizième jour la malade a pu se lever et marcher, les jambes seulement étant restées œdématiées. Le traitement ayant été continué pendant un mois à raison de deux applications seulement par semaine, l'amélioration a été telle que le rétablissement a pu être considéré comme complet.

L'observation suivante, bien qu'ayant trait à un cas de fièvre éruptive, fait bien ressortir les effets antiphlogistiques des excitations cutanées par la vapeur d'eau surchauffée.

OBSERVATION I

Chez une jeune fille âgée de 6 ans, la rougeole s'était déclarée lentement et par des symptômes généraux fébriles des plus intenses. Après 12 jours, l'éruption s'était faite d'une façon irrrégulière et avait disparu subitement pour reparaître après 5 jours. Des troubles généraux graves étaient survenus : délire avec état convulsif, catarrhe bronchique, peau sèche et brûlante, 130 pulsations à la minute et le thermomètre sur l'aisselle s'élevant à 40° C.

Dans cette situation menaçante de rougeole anormale, la première application très bien supportée, amena une détente et une amélioration inespérée. La peau devint moite, le pouls tomba à 96 et le thermomètre descendit à à 38° 3/5. Le délire disparut avec les accidents nerveux et l'état catharral fut amendé.

A deux jours d'intervalle, une seconde application assura la convalescence.

Nous ne nous étendrons pas davantage sur le traitement des maladies inflammatoires, n'ayant eu d'autre intention que de signaler les propriétés antiphlogistiques de la vapeur d'eau surchauffée.

§ II. — **Effets Révulsifs.**

Les effets révulsifs ont pour but de provoquer une irritation dans une région déterminée de la surface cutanée afin de déplacer une irritation morbide située dans une autre région de l'organisme, ayant avec la première des relations bien établies. -

Cette médication n'est autre chose que la médication irritante transpositive de Trousseau ; et depuis Hippocrate, la révulsion a conservé toute sa valeur. (Rabuteau) (1). Or quel plus sûr moyen révulsif que celui que nous fournissent les applications cutanées de vapeur d'eau surchauffée. En effet nous sommes en mesure de produire une congestion de la peau aussi étendue que nous le désirons, une hypérémie locale ou une hypérémie de toute la surface cutanée.

Pour obtenir une révulsion énergique, nous amenons une dilatation excessive des vaisseaux en prolongeant l'application, car par là même nous paralysons les muscles des vaisseaux en épuisant le système vaso-moteur.

Ainsi, au début d'une angine *à frigore*, la douche appliquée comme il convient sur les côtés du cou, fait avorter la maladie. De même dans une bronchite commençante, une douche entre les deux épaules donne d'aussi heureux résultats. C'est que ces deux régions cutanées sont les lieux d'élection qui, excités, influencent par action réflexe ces or-

(1) Rabuteau : *Loc. cit.*, page 1007.

ganes. L'irritation morbide se trouve déplacée par le fait de la congestion provoquée dans ces mêmes régions. Donc toutes les fois que l'on voudra détourner le sang d'un organe irrité, il faudra agir sur la partie de la peau ayant avec ce dernier des affinités sympathiques.

Également nous avons traité avec succès quelques cas de grippe survenus à la suite de refroidissement. Si nous opérons dès le début de l'affection, nous enrayons la marche de cette maladie quelquefois si tenace. Nous avons alors recours à une application générale; or comme nous l'avons vu, non seulement nous modifions les différentes fonctions, mais aussi nous provoquons des effets excito-moteurs qui s'étendent à tout l'organisme. Il n'est pas nécesaire de trop élever la température de l'atmosphère du récepteur dans le but de produire une forte dérivation à la peau. La totalité du corps pouvant être mise en contact avec la vapeur d'eau surchauffée, l'excitation provoquée augmentera d'énergie proportionnellement à l'étendue de la surface impressionnée. Dans les maladies à *frigore* les applications de vapeur d'eau surchauffée sont donc un excellent moyen abortif.

Nous avons jusqu'ici triomphé rapidement des états congestifs cérébraux en excitant les extrémités périphériques des membres inférieurs, dès lors que ces accidents n'étaient pas sous la dépendance de lésions organiques. Pour limiter l'application rien de plus facile avec nos appareils, il suffit de recouvrir au moyen du récepteur seulement les parties inférieures du corps.

4

L'observation suivante est des plus probantes :

OBSERVATION II

Mme B..., sage-femme âgée de quarante ans à la suite d'une congestion cérébrale avait été atteinte d'une légère hémiplégié du bras gauche avec embarras très prononcé de la parole. Mais les maux de tête persistaient; la face était restée vultueuse et les yeux injectés de sang. Ces accidents ne laissaient pas que d'inspirer à cette malade de légitimes inquiétudes.

Dès la première application les maux de tête furent considérablement atténués et le visage moins coloré. Et fait remarquable, sitôt l'opération terminée la peau du front qui auparavant était sèche et brûlante, était devenue fraîche et moite. Quatre applications données en huit jours ont suffi pour amener une complète guérison.

L'explication de la décongestion si rapide de l'encéphale sous l'influence de l'excitation thermique des membres inférieurs, nous est fournie par l'expérimentation physiologique. En effet M. Brown-Sequard a démontré expérimentalement chez les mammifères le resserrement des vaisseaux de la pie-mère, à la suite d'excitations douloureuses périphériques. Schüler a constaté également que les excitations cutanées chez les lapins déterminaient la dilatation des vaisseaux de la peau et la contraction des vaisseaux encéphaliques. Et tout récemment M. Onimus a fait paraître un très intéressant mémoire ayant précisément trait à l'influence pathologique sur les centres nerveux des impressions périphériques des membres inférieurs.

RHUMATISME

Dans le traitement des névralgies et des douleurs rhumatismales c'est surtout grâce aux effets révulsifs que nous obtenons la guérison de ces affections. Nous recourons toujours alors au mode d'application qui congestionne le plus fortement la peau. Et pour donner à la vapeur d'eau surchauffée une action plus révulsive, nous mettons une cuillerée à soupe d'alcool camphré dans l'eau du générateur. Si le rhumatisme est musculaire, un massage pratiqué méthodiquement donne de bons résultats. La douleur étant limitée au trajet d'un nerf, la douche de vapeur d'eau surchauffée suivie d'une friction à l'essence de térébenthine agit plus efficacement. Si la névralgie est rebelle, nous employons un liniment composé d'un mélange de teinture d'aconit et de teinture de belladone, car alors l'absorption par la peau se fait d'une façon active, ainsi que nous l'avons vu précédemment. La douleur change de place d'abord, puis diminue et finit par disparaître. Enfin dans les cas de rhumatisme chronique généralisé, nous tenons plus longtemps le malade enroulé dans les couvertures de laine, et en même temps que les effets révulsifs sont plus accentués, il se produit des effets de caléfaction très salutaires.

Si une affection douloureuse résiste à notre traitement c'est qu'elle n'est point exclusivement rhumatismale. Sous le nom mal défini de rhumatisme on est arrivé à confondre plusieurs maladies bien distinctes. Pour notre part nous n'admettons pas

de diathèse rhumatismale, de vice constitutionnel
héréditaire ou acquis. Également après les recherches de Garrod sur la présence de l'acide urique
dans le sang des goutteux, l'identité de la goutte et
du rhumatisme nous paraît plus que douteuse. Les
goutteux peuvent être atteints de rhumatisme ; mais
tous les rhumatisants ne sont pas des goutteux. Les
causes du rhumatisme sont surtout des causes périphériques : c'est le froid, le froid humide particulièrement qui préside à son développement et en-
tretient ses effets (Gueneau de Mussy).

Le rhumatisme scarlatin ne survient-il pas alors
que le corps mal protégé par la desquamation de
l'épiderme est trop tôt exposé à l'air humide, ce
qui amène une soustraction de calorique, cause directe du rhumatisme ; tandis que le froid ne joue
dans la goutte qu'un rôle secondaire ? Ce qui avant
tout provoque cette maladie arthritique, ce sont les
infractions à l'hygiène en ce qui concerne le régime
alimentaire et l'exercice, et ainsi qu'on l'a dit le
défaut d'équilibre entre la dépense et la recette.

Nous plaçant en dehors de toute idée théorique
sur le terrain de l'observation clinique, nous dirons
que le rhumatisme est engendré sous l'influence
d'un refroidissement plus ou moins prolongé et que
tantôt il est articulaire, tantôt musculaire ou bien
névralgique. Si plus fréquemment la douleur s'établit au niveau des articulations, c'est que les join-
tures sont plus mal protégées que les autres parties
du corps contre l'action du froid, parce que la graisse
et le tissu cellulaire y sont peu abondants. Du reste
c'est le plus souvent pendant le sommeil alors que

le corps est en moiteur qu'a lieu l'invasion du rhumatisme. Le sommeil ralentit toutes les fonctions et par le fait même diminue la résistance de l'économie. Aussi beaucoup de malades atteints de douleurs articulaires, musculaires ou névralgiques reconnaissent-ils avoir été refroidis en dormant. Pour nos paysans le rhumatisme n'est que la conséquence de *sueurs rentrées* : l'expression est typique.

La vapeur d'eau surchauffée dans nombre d'indications peut remplacer le sinapisme et le vésicatoire avec l'avantage de ne pas irriter ni enflammer la peau. Ces deux derniers agents n'agissent point de la même façon ; le sinapisme appliqué peu de temps, produit des effets rapides tandis que le vésicatoire provoque une excitation prolongée, mais à effets moins immédiats. M. Peter lui attribue une action de voisinage et une action à distance.

Dans une pneumonie en pleine évolution, quand la fièvre est vive et la température élevée, le vésicatoire est plutôt nuisible et augmente l'éréthisme général. De même nous n'essayerions jamais en pareil cas l'emploi de notre procédé, car par suite de l'inflammation suraiguë du poumon, le système vaso-moteur étant épuisé, la paralysie des vaisseaux de l'organe phlogosé est complète et une exsudation plus ou moins considérable s'est effectuée. Alors les excitations cutanées loin de remédier à cet état maladif si grave ne pourraient qu'être nuisibles et dangereuses.

§ III. — **Effets Sédatifs et Antispasmodiques.**

L'excitation modérée résultant des applications de vapeur d'eau surchauffée par son action sur le système névro-musculaire produit le calme, le bien-être, le repos et aussi le sommeil.

Également par le fait de la régularisation de l'innervation, l'état nerveux ou spasme qui accompagne un grand nombre de maladies est rapidement modifié. En effet l'éréthisme, l'agitation et autres désordres nerveux disparaissent souvent même pendant l'opération.

L'observation suivante permettra d'apprécier suivant leur mérite les effets sédatifs et antispasmodiques de la vapeur d'eau surchauffée :

OBSERVATION III

Nous fûmes appelé il y a deux ans à donner nos soins à une princesse russe, Mme Nathalie K..., femme d'une grande élévation d'esprit et d'un caractère des plus sympathiques. Sa vie avait été un long martyre ; elle avait passé la plus grande partie de son existence étendue sur une chaise longue.

Nous constatâmes un engorgement utérin avec antéversion très marquée. Ce déplacement était compliqué d'un écartement de la ligne blanche sous-ombilical d'une étendue de 3 à 4 centimètres.

Agée de quarante-neuf ans elle était encore bien réglée et n'avait pas de pertes blanches, mais l'état général était très ébranlé ; une dyspepsie des plus pénibles rendait le travail de la digestion excessivement long et entretenait une constipation des plus opiniâtres. La malade souffrait de névralgies violentes, principalement d'une névralgie lombo-abdominale. Elle était également tourmentée par une rachialgie généralisée qui entretenait des spasmes viscéraux très pénibles : aphonie prenant subitement, accès de dyspnée, toux quinteuse désagréable par sa sonorité et que l'on a si bien nommée toux utérine. Pas une heure de sommeil par nuit ; faiblesse très grande et impossibilité de marcher quelque temps sans éprouver de l'anhélation.

Étant donnée cette situation maladive, nous hésitions à employer notre procédé. Mais dès la première application la malade éprouva un tel soulagement que nos hésitations furent vaincues. Pendant l'opération même les spasmes disparaissaient ; la respiration redevenait libre, la voix bien timbrée et la patiente accusait un sentiment de bien-être très grand, une véritable jouissance.

En moins de quinze jours les digestions se firent relativement bien et par nuit il y eut trois à quatre heures de sommeil. Après six semaines une promenade à pied d'environ une demi-heure fut possible.

Une application avait été faite tous les deux jours.

Deux cas de *chorée* chez des jeunes filles de 15 à 16 ans ont été guéris après un mois de traitement ; notre médication était d'autant mieux indiquée, que cette affection, ainsi que l'a établi M. G. Sée, est de nature rhumatismale.

Nous avons pu également triompher chez une jeune fille de 8 ans d'un *état épileptiforme* remontant à cinq années ; quelquefois dans un seul jour les attaques se renouvelaient jusqu'à dix-sept fois.

Une autre observation pleine d'intérêt est la suivante :

OBSERVATION IV

M. J..., âgé de cinquante-deux ans, souffrait depuis plusieurs années d'une dysurie des plus pénibles dépendant d'un rétrécissement spasmodique de l'urèthre et qui avait résisté à tout traitement. En quelques applications l'amélioration fut telle que nous ne saurions mieux la constater que de rappeler l'exclamation si typique du malade : « Ah ! monsieur, que je suis heureux, je pisse maintenant comme un ange. » L'action antispasmodique des applications de vapeur d'eau surchauffée ne saurait se produire d'une façon plus manifeste.

Dans les maladies organiques du cerveau et de la moelle épinière nous ne pouvons modifier que certains troubles de la sensibilité et du mouvement. Quant aux tics, aux tremblements nous n'avons jamais essayé de traiter des maladies incurables.

§ IV. — **Effets excitants, toniques et reconstituants.**

La médication tonique a pour but de provoquer dans les tissus et dans l'ensemble de l'économie une force plus grande et d'augmenter l'activité du mouvement de nutrition moléculaire nécessaire à la rénovation des éléments anatomiques.

C'est aux effets toniques résultant des applications de vapeur d'eau surchauffée que notre traitement est redevable de ses plus beaux succès. En effet il n'est guère de maladies chroniques qui ne soient liées à un défaut de nutrition et à un état de faiblesse de tout l'organisme. Les oscillations imprimées à la circulation générale font que cette fonction devient plus active, plus régulière. Les phénomènes d'assimilation et de désassimilation sont facilités et les sécrétions augmentées ; en un mot la vie est plus intense. Aussi avec quelle efficacité pouvons-nous modifier la chloro-anémie, les congestions chroniques, les dyscrasies sanguines telles que l'arthritisme, la scrofule, l'herpétisme, etc. D'autres maladies chroniques telles que le diabète, l'albuminurie, sont également traitées avec succès dès lors qu'elles ne sont point arrivées à une période trop avancée et qu'il n'y a pas de lésions organiques graves. C'est en agissant sur la nutrition que les excitations provoquées par la vapeur d'eau surchauffée modifient ces divers états maladifs. Sans doute pour guérir l'anémie il faut du fer ; sans fer l'édifice globulaire ne peut se reconstruire (Rabuteau). Mais les aliments contiennent toujours une certaine quantité de ce métal. Or les applications répétées amènent une suractivité circulatoire éminemment nutritive qui favorise l'élaboration et l'assimilation des matériaux fournis par l'alimentation.

OBSERVATION V

M. le marquis de B..., âgé de soixante-six ans, souffrait depuis environ trois ans d'un état diabétique qui avait complètement déprimé ses forces. Miction fréquente surtout pendant la nuit ; à l'analyse 22 grammes de sucre de foie pour 1,000 grammes d'urine ; appétit totalement perdu, dyspnée, infiltration des membres inférieurs.

Le traitement commencé en janvier a donné après vingt jours les résultats suivants : retour de l'appétit, plus

de dyspepsie, dyspnée beaucoup moindre, état général
des forces relevé ; une ou deux mictions la nuit au lieu de
douze ou quinze et l'urine analysée à nouveau par M. Le-
baigue, chimiste, ne donnait plus par litre que 1 gr. 3 de
sucre.

Dans ce cas pathologique l'action tonique et reconstituante des applications de vapeur d'eau surchauffée est des plus effectives. Et cependant chaque
jour, sans interruption, le patient prenait une sudation, et loin de se sentir affaibli il accusait
chaque jour une augmentation de forces.

L'état actuel du sujet, son impressionnabilité
spéciale doivent être pris en grande considération
si l'on veut obtenir de la médication tous les effets
qu'elle peut produire.

Chez un sujet faible, anémique, de constitution
primitivement débile, l'application sera de courte
durée et faite à une température sensiblement voisine de celle de la chaleur propre ; autrement le
système nerveux peu résistant serait rapidement
épuisé.

Chez un sujet de nature primitivement forte, un
peu affaibli, l'application sera de plus longue durée.

Enfin chez l'individu sain et chez lequel on ne
recherche que les effets hygiéniques et prophy-
lactiques, nous donnons à l'application son plein
effet.

Toutefois il n'est jamais prudent de provoquer
des excitations violentes ; il est beaucoup plus sage
de répéter les applications à des intervalles plus ou
moins espacés, selon les indications fournies par le
sujet ou la maladie.

L'observation suivante est des plus curieuses ; elle démontre à l'évidence les effets reconstituants résultant du traitement par les applications de vapeur d'eau surchauffée :

OBSERVATION VI

M. A...., banquier, âgé de cinquante-huit ans, tourmenté par des douleurs arthritiques, s'était soumis à notre traitement. Ce malade, client et ami de M. le professeur Richet, avait depuis le plus jeune âge une atrophie très marquée de tout le membre inférieur gauche. Au début de la médication nous fîmes mesurer exactement la circonférence du milieu de la cuisse et de la jambe atrophiées. Après 12 applications pratiquées en 24 jours la mensuration faite à nouveau nous donna une augmentation circonférentielle de 7 et 8 centimètres. Ce fait d'une rénutrition aussi effective obtenue en si peu de temps est des plus extraordinaires.

§ V. — Effets Sudorifiques et Dépuratifs.

Des différents moyens externes employés dans le but de provoquer la sudation tels que le maillot sec, l'étuve humide, les boîtes à vapeur, les bains d'air chaud, notre procédé est incontestablement supérieur ainsi que nous l'avons démontré. Nous pouvons produire la transpiration à tous les degrés ; et en faisant boire au malade quelques verres d'eau pendant l'opération même nous augmentons la quantité de sueur sécrétée.

Nous ne parlerons pas des sudorifiques médicamenteux qui le plus souvent sont aussi insuffisants

qu'infidèles. La plupart sinon tous ont l'inconvénient grave de ne provoquer la sudation qu'en activant outre mesure cette fonction.

Comme nous l'avons déjà établi la sudoration a
un rôle intermédiaire entre l'urination et la respiration; et ces trois fonctions complémentaires l'une
de l'autre peuvent se suppléer dans certaines limites. En effet les glandes sudoripares éliminent
du sang certaines substances salines semblables à
l'urée et aussi de la vapeur d'eau et de l'acide carbonique. Si ces produits, véritables cendres de l'organisme, n'étaient pas éliminés, le sang perdrait ses
propriétés vivifiantes et toutes les fonctions seraient
troublées ; c'est ce qui arrive dans les maladies générales, les émonctoires deviennent insuffisants et
la crase du sang se trouve altérée. Le sang n'est
alors *dépuré* qu'autant que l'élimination des résidus
compense leur production.

Les maladies guérissent naturellement par des
crises spontanées qui ne sont autre chose que l'élimination active des déchets par les émonctoires
dans le sens de l'humorisme moderne. En cas d'absence de crises le médecin intervient en cherchant
à provoquer une crise artificielle. Or quel plus
puissant moyen thérapeutique pour déterminer une
crise que celui qui nous est offert par la vapeur d'eau
surchauffée appliquée ainsi que nous le faisons ! La
sudation suppléée à l'insuffisance des émonctoires en
faisant fonctionner davantage la peau.

La physiologie pathologique fait clairement ressortir tout le mérite thérapeutique de la vapeur
d'eau surchauffée au point de vue de la médication

dépurative. En effet dans les maladies générales les produits de dénutrition augmentent au delà de certaines proportions. Si les émonctoires deviennent insuffisants, la crase du sang étant altérée, les tissus brûlent avec plus d'intensité qu'à l'état normal et les résidus de cette combustion s'accumulent d'abord dans le sang et ensuite dans toutes les humeurs excrémentitielles; en un mot, les liquides sont altérés par les déchets des solides en voie de dénutrition plus rapide. Des analyses précises ont démontré que cette première modification de la composition du sang devient une cause directe de nouveaux troubles fonctionnels; ce sont de véritables crises pathologiques. (Chalvet) (1).

Or, par les excitations provoquées au moyen de la vapeur d'eau surchauffée nous influençons sûrement le mouvement d'assimilation et de désassimilation, but final de toute médication. A l'action tonique et reconstituante s'ajoute l'action dépurative; aussi obtenons-nous d'excellents résultats dans le traitement des affections diathésiques. telles que l'arthristisme, la goutte, l'herpétisme, la scrofule, la syphilis, le diabète, l'albuminurie. Et l'avantage clinique le plus précieux, c'est de pouvoir répéter les sudations jusqu'à complet rétablissement sans craindre d'épuiser l'économie.

Dans les maladies constitutionnelles à fond anémique il faut éviter de provoquer des sueurs profuses et abandonner le moins longtemps possible le malade dans les couvertures de laine. Chez un

---

(1) Chalvet : *Des crises au point de vue de l'humorisme moderne.*

sujet de nature primitivement forte, un peu affaibli, il y a moins de ménagements à prendre. Les pertes provoquées par les sudations appelant des réparations, il en résulte un mouvement d'assimilation qui combiné avec une alimentation bien entendue agit de la façon la plus favorable.

L'observation suivante est des plus démonstratives :

OBSERVATION VII

Au mois de juin dernier, M. le docteur Belhomme, praticien des plus distingués, nous adressa un de ses clients, M. L..., négociant, âgé de quarante-quatre ans et atteint depuis 4 mois d'un état albuminurique des plus graves dépendant d'une néphrite albumineuse. Dépression considérable de forces, inappétence, vomissements et diarrhée : anasarque telle que le scrotum atteignait le volume d'une tête de fœtus. Les différentes médications médicamenteuses appropriées avaient toutes échoué devant cet état grave.

Une première application fut pratiquée le 15 juin avec beaucoup de ménagements ; mais les quatre premières sudations prises de deux jours en deux jours n'amenèrent aucun changement notable ; le malade paraissait plus affaibli ; aussi commencions-nous à nous inquiéter. Quand après la cinquième application administrée le 23 juin, un mieux général se produisit et ce mieux alla en augmentant jusqu'à complète guérison, laquelle eut lieu le 6 juillet après la onzième application. Anasarque totalement disparue, appétit des plus vifs, digestion parfaite, plus de diarrhée, retour inespéré dans l'état général des forces.

Nous avons obtenu les mêmes succès dans d'autres cas d'albuminurie également compliqués d'anasarque, liés à un état de grossesse ou consécutifs à une scarlatiné.

DARTRES

Dans le traitement des affections herpétiques non senlement la sudation remplit parfaitement l'indication des applications émollientes pour calmer les phénomènes inflammatoires et les démangeaisons qui accompagnent certaines éruptions, mais de plus il se produit une modification nutritive du tégument externe des plus salutaires.

Les vieilles cellules épidermiques sont rapidement éliminées et la reproduction cellulaire vivement suractivée. En effet c'est aux dépens du liquide exhalé par les capillaires du derme que se forment les cellules profondes de l'épiderme. Dans ce liquide répandu à sa surface naissent des noyaux qui s'entourent bientôt d'une membrane et constituent ainsi une cellule.

Or par le mouvement d'expansion résultant de l'excitation cutanée l'exhalation de ce liquide est augmentée. Aussi sous l'influence de ce traitement les éruptions herpétiques les plus rebelles, *eczémateuses, psoriasiques*, ne tardent pas à être modifiées, puis à disparaître.

En même temps l'économie tout entière subit de profondes modifications et la puissance diathésique s'affaiblit au fur et à mesure que la nutrition se relève.

Les quelques observations suivantes font foi :

OBSERVATION VIII

Mlle L..., âgée de trente-deux ans, était atteinte depuis quatre mois d'un *eczéma rubrum* de la face passé à l'état chronique : autour des oreilles, sur le rebord frontal du cuir chevelu, taches rouges avec suintement et croûtes.

Six sudations prises en quinze jours ont eu raison de ces éruptions.

Nous avons traité également avec succès plusieurs autres cas d'eczéma de la face, des oreilles, des pieds et aussi des parties génitales.

OBSERVATION IX

Mme B..., âgée de vingt-huit ans, était atteinte depuis environ cinq ans d'un *acné rosacea de nature herpétique* qu'aucune des médications tentées n'avait pu modifier. Cette couperose était caractérisée par des élevures rouges occupant le front, le nez et les joues ; elles étaient tellement confluentes que la peau du visage paraissait comme érysipélateuse.

Après un traitement de six semaines le teint était redevenu d'un blanc mat au point de ne plus reconnaître la malade, tant sa physionomie était changée à son grand avantage.

OBSERVATION X

Mme O..., âgée de trente-deux ans, était affligée depuis trois ans d'un *acné de nature dartreuse* dont les pustules suppurantes se renouvelaient constamment, principalement sur le front et sur les joues. Ces pustules laissaient des taches d'une couleur noire d'un aspect singulier ; aussi l'expression du visage était-elle repoussante.

Après 18 sudations prises en six semaines nous avons obtenu une telle amélioration que l'affection a pu être considérée comme guérie.

Nous triomphons également des complications qui se manifestent du côté de la muqueuse des voies respiratoires telles que la *bronchite* et l'*asthme* de nature herpétique. Et en effet, quel meilleur révulsif cutané que les applications de vapeur d'eau surchauffée pratiquées ainsi qu'il convient de le faire! Nous épuisons de même les écoulements souvent si tenaces liés à l'état herpétique tels que la *leucorrhée* et la *blennorrhagie*.

Quant à prévenir les récidives, ni le temps ni l'expérience ne sont suffisants pour nous permettre de nous prononcer en parfaite connaissance de cause. Mais ce que nous pouvons affirmer, c'est que grâce aux profondes modifications que nous faisons subir à l'économie tout entière, non seulement nous neutralisons les effets morbides de la maladie, mais encore nous avons toute chance de prévenir les perversions de nutrition irrémédiables telles que le cancer, affection si fréquente chez les personnes qui ont été sujettes aux éruptions dartreuses. (Bazin-Hardy.)

SCROFULE

Dans la *scrofule* « ce vice humoral en vertu duquel toutes les lésions qui se produisent sur un sujet ont des caractères analogues dépendant du même principe » (Bouchut) (1), les effets dépurateurs

(1) Bouchut, *Traité pratique des maladies des nouveau-nés.*

et reconstituants des applications de vapeur d'eau surchauffée sont également des plus manifestes ainsi que le fait ressortir l'observation suivante :

OBSERVATION XI

Blanche B..., âgée de neuf ans, souffrait depuis plusieurs mois d'accidents scrofuleux secondaires, multiples : impétigo et eczéma du cuir chevelu, coryza ayant amené le grossissement de la lèvre supérieure, hypertrophie des amygdales gênant la respiration; poitrine grasse avec abondante expectoration de mucosités et adénites cervicales nombreuses.

L'état général était loin d'être satisfaisant : apathie profonde, sommeil agité, appétit languissant et diarrhée presque continuelle.

Dans cette situation inquiétante et qui se prolongeait malgré un traitement antiscrofuleux des plus énergiques huit applications pratiquées en vingt jours amenèrent une amélioration surprenante. Plus de gourmes du cuir chevelu, disparition du coryza et diminution marquée des glandes du cou. Également l'esprit était redevenu enjoué, le sommeil calme, l'appétit vif et les digestions parfaites, la diarrhée ayant cessé.

Évidemment pour épuiser la diathèse un traitement de longue durée est indispensable.

Dans certains cas de scrofules secondaires ayant amené des *périostites*, des *caries* avec langueur générale, pâleur et aspect terreux de la face, faiblesse prononcée, amaigrissement, nous avons parfois obtenu des résultats inespérés.

MALADIES LOCALES

Dans les maladies locales les troubles restent

souvent limités à un tissu placé à la périphérie de l'organisme. Tant que la crase du sang n'est pas modifiée, la maladie reste localisée. Au moyen de la douche nous modifions rapidement la nutrition de la partie malade; la caléfaction qui en résulte produit des effets salutaires. Parfois après un certain nombre de douches nous avons constaté une réaction générale; cette réaction provenait des excès des résidus de la dénutrition locale, jetés dans le torrent circulatoire; nous avons alors recours à une sudation générale. Et c'est ainsi que nous avons pu attaquer des arthrites graves et en triompher d'une façon inespérée.

§ VI. — **Effets Éliminateurs.**

Par suite du mouvement de dérivation à la peau les applications de vapeur d'eau surchauffée produisent des effets éliminateurs des plus actifs. L'organisme est rapidement débarrassé des substances minérales nuisibles telles que le plomb et le mercure et aussi des substances étrangères telles que les produits uriques.

L'observation suivante ayant trait aux coliques de plomb met bien en évidence le pouvoir éliminateur si efficace des excitations provoquées par la vapeur d'eau surchauffée.

OBSERVATION XII

Depuis huit jours un jeune peintre en bâtiments souffrait de coliques de plomb. Pâle et sans fièvre, les gencives présentaient un liseré noirâtre, signe caractéristique de la présence du plomb dans l'économie. Les douleurs de ventre étaient atroces et arrachaient au patient des cris incessants. Ces douleurs étaient accompagnées d'anorexie, d'une constipation opiniâtre avec rétraction des parois abdominales. La percussion pratiquée sur la région hépatique accusait une diminution notable du foie, autre signe pathognomonique de l'empoisonnement par le plomb.

Dès la première application, les spasmes disparurent ; une douleur sourde persista et le restant du jour des éructations se produisirent annonçant le retour des mouvements péristaltiques de l'intestin.

Le lendemain l'application fut répétée : sous le récepteur même, le malade demanda à uriner et quelques heures après il eut une garde-robe normale. La douleur disparut complètement et la nuit suivante il dormit du sommeil le plus calme.

Le surlendemain une troisième application fut administrée par précaution : depuis lors aucune réapparition de la souffrance. L'appétit se fit vivement sentir ; la physionomie reprit son aspect habituel, la teinte plombique ayant disparu.

Les bains de vapeur ordinaires avaient déjà donné de bons résultats dans les cas d'empoisonnement par le plomb.

OBSERVATION XIII

Mme X..., âgée de trente-deux ans, avait été atteinte il y a trois mois d'une pelvi-péritonite des plus graves ; en quelques jours suppuration abondante et fétide, le pus s'étant fait une issue par l'intestin ; fièvre putride avec abcès métastatiques dans les poumons. M. de Beauvais appelé en consultation, nous conseilla de faire faire des frictions abdominales avec l'onguent mercuriel, vu les antécédents syphilitiques de la malade.

L'exacerbation maladive s'étant calmée et les onctions mercurielles n'étant plus pratiquées depuis douze jours sans qu'aucun symptôme de stomatite mercurielle se fût produit, nous eûmes recours aux applications de vapeur d'eau surchauffée.

Dès la seconde application une salivation abondante d'une saveur métallique caractéristique apparut et depuis six semaines cette salivation continue. La malade ayant suivi pendant deux années un traitement mercuriel et sans aucune discontinuité nous sommes en droit, vu la persistance de la salivation, de supposer que du mercure se trouvait antérieurement à cette dernière maladie renfermé dans les tissus de l'organisme. Du reste dans le mercurialisme latent, ainsi que l'a établi M. G. Sée, sous l'influence d'excitations suffisantes pour amener une suractivé générale de la nutrition, le mercure est résorbé; il rentre dans la circulation et alors se produisent les effets éliminateurs.

Une autre observation prouve également la puissance éliminatrice des applications de vapeur d'eau surchauffée, alors que les tissus de l'organisme contiennent des substances minérales étrangères telles que les produits uriques.

OBSERVATION XIV

En 1878, nous traitions un goutteux qui ne cessait de souffrir depuis environ 5 ans; l'abus des pilules de colchique qui seules calmaient ses douleurs avait gravement compromis ses fonctions digestives; aussitôt après les repas il était pris de diarrhée. De nombreuses concrétions sous-cutanées et articulaires s'étaient formées ; ces tophus atteignaient sous les coudes la grosseur d'une noix.

Dès les premières applications les accidents intestinaux disparurent ; et en moins de quinze jours il se produisit une notable amélioration dans l'état général.

C'est alors que nous constatâmes sous l'influence du traitement une dissociation très marquée des concrétions cutanées ; nous avons pu observer *de visu* un fait bien curieux : le cheminement des urates à travers la trame des tissus de la peau et leur émergence au dehors. Nous avons pu ainsi recueilir une certaine quantité d'urate acide de soude.

Après deux mois de traitement, 3 à 4 applications étant faites par semaine, plus de souffrances : les fonctions digestives étaient d'une parfaite régularité et le sommeil qui avait disparu était complètement revenu. Un tic nerveux qui existait avant les premières manifestations de la goutte, avait également reparu. Au moyen de légères incisions nous avons extrait les matières tophacées qui étaient restées enchâtonnées dans les mailles du tissu dermique.

GOUTTE

Toute cause qui exagère la production d'acide urique et toute cause qui empêche l'excrétion de ce produit peut engendrer la goutte. Le trouble des fonctions digestives, les travaux intellectuels, les émotions morales génèrent aussi la goutte. L'excès des plaisirs vénériens produit, dit-on, cette affection ; si le fait est indéniable, nous dirons avec le professeur Charcot que c'est probablement au concours de l'ivresse des festins qu'il faut attribuer le principal rôle. Il y a déjà longtemps que Van Swieten avait dit : *Unde Bacchi Venerisque filia salutatur a poetis podagra.*

Par le fait de la sudation, grâce au puissant mouvement d'expansion et de dérivation à la peau, les

urates sont éliminés du sang. Du reste la diminution de la transpiration avait été regardée comme
une cause déterminante de la goutte par Sanctorius
et Dodart : « La peau, comme on le sait, est un des
« plus importants émonctoires des matières azotées.
« La suppression passagère des fonctions de cet or-
« gane entraîne la rétention dans le sang des maté-
« riaux azotés qu'il devait éliminer ; et par suite
« ces matériaux en excès sont incomplètement
« brûlés, d'où production d'acide urique. » (Jac-
coud-Fernet (1).

De plus toutes les fonctions étant vivement stimulées, les émonctoires fonctionnant plus active-
ment, l'assimilation se fait alors d'une façon suffisante pour empêcher la production d'une nouvelle
quantité d'acide urique. Aussi, bien que chaque
jour nous fassions prendre aux goutteux une sudation d'une durée de 25 à 30 minutes, et ce, pendant
plusieurs semaines, loin d'être affaiblis les patients
accusent généralement une augmentation de forces,
parce qu'en même temps que l'état maladif s'améliore, toutes les fonctions principalement les fonctions digestives sont suractivées.

Dans l'attaque de goutte aiguë nous nous conten-
tons de donner des douches sur les parties fluxion-
nées et souvent en quelques minutes nous arrivons
à calmer les douleurs si vives du gros orteil ; la
chaleur distribuée à la distance voulue dilate les
tissus phlogosés et par là même diminue la compression. Nous ne recourons habituellement aux

(1) *Nouveau Dictionnaire de Médecine et de Chirurgie pratique.*

applications générales que lorsque la fièvre a cédé, nous basant sur ce fait qu'au sortir d'une attaque de goutte aiguë une diminution très prononcée de la proportion d'acide urique du sang a été observée chez plusieurs malades (Garrod).

Les *manifestations cutanées* dans l'état de la goutte confirmée s'éteignent rapidement sous l'influence de notre traitement, car la goutte a ses arthritides tout comme la scrofule a ses scrofulides. Quant *aux désordres articulaires* qui survivent aux attaques de goutte, aux sudations nous adjoignons quelques applications de pointes de feu *loco dolenti*, et ce procédé nous a souvent donné les meilleurs résultats.

Dans quelques cas de goutte anormale en exagérant l'effet révulsif de la sudation nous avons pu amener presque instantanément une explosion de goutte articulaire qui a mis le malade à l'abri d'accidents plus graves.

Notre traitement dans la goutte confirmée est indiqué non seulement par ses effets éliminateurs, mais aussi par ses effets révulsifs. En effet, la goutte constitue une prédisposition puissante à toutes les maladies *à frigore*, c'est-à-dire aux maladies qui se développent sous l'influence d'une soustraction de calorique. Gueneau de Mussy, l'éminent clinicien de l'Hôtel-Dieu, admet que la diathèse goutteuse avant sa complète évolution est une prédisposition très active au rhumatisme. Pour nous cette susceptibilité rhumatismale est due aux troubles circulatoires que Gendrin avait signalés depuis longtemps comme symptômes prodromiques des manifestations de la goutte. En effet le système veineux est très congestionné et il survient des varices; aussi Trousseau considérait-il les hémorrhoïdes comme une manière d'être de la *goutte larvée*. Cet état des vaisseaux amène une diaphorèse caractérisée par des sueurs acides. Or comme nous l'avons établi, le corps étant en moiteur et la circulation ralentie, le moindre refroidissement produira du rhumatisme.

C'est en Angleterre et à Londres principalement qu'on trouve le plus de goutteux, tandis que la goutte disparaît presque complètement dans les pays chauds par la raison que la transpiration s'y fait d'une manière plus régulière et qu'on y consomme moins d'aliments gras et azotés et aussi moins de boissons fermentées.

SYPHILIS

Nous n'avons point parlé des *effets altérants* de la vapeur d'eau surchauffée et pour cause. En effet, le mercure et l'iode tout comme le virus syphilitique, par exemple, pervertissent la nutrition des éléments anatomiques avant de les détruire. MM. G. Sée et Gübler ont parfaitement exposé ce processus pathologique dans leur brillant enseignement de thérapeutique expérimentale, tandis que, par la suractivité que les applications de vapeur d'eau surchauffée impriment au double mouvement de désassimilation et d'assimilation, nous amenons la rénovation de ces mêmes éléments anatomiques, mais sans les altérer. Par suite de l'élimination des éléments anatomiques lésés ou non et par suite également de la substitution d'éléments entièrements nouveaux il se produit une véritable récorporation du syphilitique.

Certes nous ne repoussons pas la médication spécifique ; nous savons que dans la plupart des cas elle améliore rapidement les accidents syphilitiques. Mais souvent cette médication est insuffisante, quelquefois infidèle et souvent aussi elle épuise l'économie. Alors au mercure, à l'iodure de potassium on adjoint les dépuratifs, les toniques et les sudorifiques. Or, comme nous l'avons établi, aucun médicament réputé sudorifique, dépurateur, reconstituant ne peut entrer en parallèle avec les effets toniques et spoliateurs produits par les applications de vapeur d'eau surchauffée.

Nous sommes d'autant plus à l'aise pour recourir à l'emploi des formules consacrées par l'expérience que notre procédé met le malade à l'abri de tout accident hydrargyrique, car ainsi que nous venons de le voir, la puissante dérivation qui résulte des excitations cutanées par la vapeur d'eau surchauffée élimine de l'organisme toute substance nuisible, telle que le mercure.

Pour désinfecter un individu atteint de syphilis constitutionnelle il faut lui faire suivre un traitement d'une durée de plusieurs mois, puisque pour le guérir il est indispensable de le rénover dans la totalité de sa substance organique. Chaque jour nous lui faisons prendre une sudation et nous n'accordons de repos qu'autant qu'il se déclare un état saburral que nous jugeons par un purgatif salin. Et nous le répétons, nous n'affaiblissons pas le patient, car en même temps que nous le désinfectons, nous suractivons toutes les fonctions principalement les fonctions digestives. En moins d'une semaine nous obtenons une notable amélioration dans l'ensemble des différents symptômes maladifs. Les syphilides les plus tenaces guérissent en moins d'un mois. Sous l'influence de ce traitement énergique survient quelquefois une crise qui se traduit par des éruptions de furoncles ; cette crise est d'un augure des plus favorables et permet d'affirmer la guérison.

Les sudations ne seront pas brusquement interrompues, mais on les espacera d'une façon progressive.

En résumé, par les applications de la vapeur d'eau surchauffée nous récorporons le syphilitique en éliminant vivement les éléments anatomiques lésés ou non et en substituant des éléments entièrement nouveaux et indemnes de toute influence morbide.

§ VII. — **Traitement de la fièvre typhoïde par les applications de vapeur d'eau surchauffée.**

Nous avons traité au moyen de notre procédé cinq cas de fièvre typhoïde alors que cette maladie ne datait que de quelques jours. Sous l'influence de ce traitement les principaux symptômes ont été avantageusement modifiés ; la maladie a évolué d'une façon tout à fait bénigne et la terminaison a été plus prompte.

OBSERVATION XV

Le nommé G... âgé de 30 ans, pâtissier, était arrivé au sixième jour d'une fièvre typhoïde de moyenne intensité : céphalalgie persistante depuis toute une semaine, insomnie presque continuelle, rêvasseries, épistaxis survenu trois jours auparavant. Pouls large et fréquent, peau sèche et brûlante, langue saburrale rouge sur les bords et à la pointe, inappétence, soif vive. Ventre très sensible dans la région iliaque droite et bruit de gargouillement par la compression, un peu de diarrhée. Gonflement de la rate très marqué et catarrhe bronchique.

Le 9 mai 1879, une première application fut faite : le pouls était à 112 et la température prise sous la langue s'élevait à 39° 2/5. Pendant la durée de l'opération le thermomètre maintenu sous la langue resta fixe. (Nous avons déjà signalé ce fait que chez les animaux fiévreux la température centrale n'augmente pas sous l'influence des excitations cutanées). La durée de l'application fut seulement de 20 minutes et la température de l'atmosphère du récepteur ne dépassa pas 36° C., degré bien inférieur à celui de la chaleur propre du malade.

A la fin de l'opération, le mal de tête avait sensiblement diminué et fait remarquable, la peau du front qui avant l'application était brûlante, était devenue fraîche et moite.

Deux heures après, nous sommes revenu voir le malade et alors nous avons constaté que la température centrale n'était plus que de 38° 3/5 ; donc différence en moins 4/5 de degré. Le bien-être était très grand et la céphalalgie avait complètement disparu.

Le 10 mai, le pouls était à 96 et la température était remontée à 39° au lieu de 39° 2/5. La soif était moins vive, le ventre moins sensible à la pression, la respiration plus libre et le gonflement de la rate notamment diminué. De 11 heures du soir à 6 heures du matin, sommeil calme et sans rêvasseries.

Le 11 mai, une deuxième application fut pratiquée ; de 39° la température redescendit à 38° 1/5, 3 heures après l'opération. Mais le mieux que nous avions constaté la veille s'était maintenu, à tel point que le malade se croyait guéri. Et il en fut ainsi jusqu'au 18° jour ; la fièvre disparut alors définitivement.

L'intérêt de cette observation porte principalement sur l'abaissement de la température centrale qui se produit quelques heures après l'application, la question du traitement des affections fébriles par la soustraction du calorique étant une de celles qui ont le plus vivement préoccupé les esprits dans ces dernières années.

Les bains froids ont été remis en honneur en 1861 par Brand de Stettin. Le médecin allemand n'avait qu'un but : *soustraire des calories au malade*, l'eau jouant un rôle spoliateur actif grâce à sa conductibilité et à sa chaleur spécifique; tandis que nous obtenons l'abaissement de la température d'une façon indirecte et toute différente. L'abaissement est dû alors au refroidissement résultant de l'évaporation du liquide produit par la perspiration cutanée rétablie et aussi de l'évaporation de la sueur provoquée. Du reste M. Liberman en traitant les typhiques par les bains froids avait constaté que le maximum de l'abaissement de la température avait lieu 15 à 30 minutes après le bain, ce qui prouvait que l'évaporation se faisant à nouveau d'une façon active sur la surface cutanée venait ajouter ses effets réfrigérants à la soustraction directe des calories par le fait de la conductibilité de l'eau froide.

Mais ce mode de traitement par les bains froids

peut amener les plus graves accidents. MM. Peter et Lereboullet ont signalé des cas d'entérorrhagie qui s'expliquaient par le refoulement consécutif à l'anémie de la peau et par l'état de fragilité dans lequel pouvaient se trouver plus particulièrement les vaisseaux de l'intestin.

Également peuvent survenir des hémorrhagies pulmonaires, des épistaxis, des broncho-pneumonies, etc., quelquefois des syncopes, accident toujours si redoutable dans la fièvre typhoïde.

Il y a quelques mois, nous avons pu observer les résultats fâcheux du traitement de la typhoïde par les bains froids chez une jeune femme de 19 ans qui a succombé le sixième jour de la maladie. Chaque jour on lui administrait trois bains de 15° à 18° C. et d'une durée d'un quart d'heure. Le thermomètre placé dans le vagin n'avait fait que constater un léger abaissement de 1/2° C., la chaleur centrale restant à 40° 1/2. Mais il était survenu une violente congestion des centres encéphalo-rachidiens et un refroidissement périphérique, signe précurseur d'une mort imminente. L'état neuro-paralytique des vaisseaux du derme occasionnant une déperdition considérable de calorique, la mort se produisit comme chez les animaux qui ont été plongés trop longtemps dans un milieu à haute température.

Aussi a-t-on avec juste raison abandonné généralement la méthode du médecin allemand en préconisant soit les bains tièdes progressivement refroidis (Potain), soit les lotions froides fréquemment répétées (Jaccoud). Du reste Lorain parlant de Currie, le promoteur des immersions dans l'eau froide pour le traitement des affections typhiques, avait dit excellemment : « Currie n'est pas un frigi- « diste ; il ne cherche pas à soustraire directement « de la chaleur à ses malades ; c'est un médecin qui « veut arriver à la réaction. »

Avec notre mode de traitement aucune de ces complications n'est à redouter, l'excitation provo- quée étant très légère et la température de l'atmos- phère du récepteur ne dépassant pas 36°. Mais cependant cette excitation est suffisante pour pro- duire une réaction des plus salutaires ; en effet non seulement nous abaissons la température du malade, mais nous modifions en même temps la suractivité morbide, cause efficiente de la produc- tion exagérée de chaleur, puisque après nos appli- cations le thermomètre n'accuse plus un degré aussi élevé, tandis que les abaissements thermomé- triques de 1° à 2° obtenus par les bains froids ne sont que passagers. Une autre preuve que nous modifions la suractivité morbide, c'est la diminution marquée du gonflement de la rate dès la première application.

Les fièvres graves paraissent reconnaître pour cause la pénétration dans l'organisme d'un infec- tieux quelconque. Or d'après P. Chalvet, ce méde- cin éminent si prématurément enlevé à la science, les agents infectieux n'altèrent pas directement et primitivement le sang, mais ils modifient seulement ses propriétés excitantes et troublent d'abord les fonctions des éléments anatomiques. Dès lors ces fonctions troublées deviennent la source des altéra- tions du sang et ces altérations humorales exagèrent de plus en plus les désordres morbides : c'est l'incendie propageant l'incendie (1).

Les effets dépurateurs résultant de l'excitation modérée que nous provoquons au moyen de la vapeur d'eau surchauffée, débarrassent le sang des résidus de la combustion organique. La crise est évidemment moins parfaite que celle qui caractérise l'accès de fièvre intermittente simple, car après cet accès le sang étant complètement dépuré, l'ordre se rétablit dans les fonctions un instant troublées par l'altération humorale, suite de l'intoxication paludéenne.

Du reste la terminaison heureuse de la fièvre typhoïde évoluant naturellement, n'est-elle point ordinairement précédée de sueurs plus ou moins profuses qui sont de véritables crises dans le sens hippocratique du mot? Il nous est d'avis qu'il y aurait toute certitude pendant la période prodromique de juguler une fièvre typhoïde au moyen de sudations appropriées à l'état du malade. Car alors l'agent infectieux n'aurait pas encore eu le temps de troubler les fonctions des éléments anatomiques qui ayant une existence propre, ont une activité propre (Cl. Bernard), laquelle est le point de départ de troubles morbides caractérisés par la perturbation des actes nutritifs.

Le traitement de la fièvre typhoïde par les applications de vapeur d'eau surchauffée serait contre-

____

(1) Les travaux récents de M. Pasteur ont jeté une vive lumière sur ce problème pathogénique si obscur : attendons la consécration de cette théorie par de nouvelles expériences contradictoires.

indiqué dès lors qu'il y aurait un état ataxo-ady-
namique grave, car alors le système nerveux étant
trop déprimé, les excitations cutanées ne pourraient
plus être que nuisibles.

**§ VIII. — Cure de quelques cas de folie sympathique
au moyen des appplications de vapeur d'eau surchauffée.**

OBSERVATION XVI

Appelé en septembre 1878, rue de la Grande-Truanderie,
pour examiner l'état mental d'une demoiselle Charlotte B..
âgée de 44 ans et délivrer un certificat conforme, nous
vîmes une femme à l'air hébété qui ne pût répondre à
aucune de nos questions. La face était vultueuse et le
regard fixe ; incohérence complète et obnubilation totale
des facultés intellectuelles ; de plus cette malade était
tourmentée par des hallucinations de l'ouïe. Une des
nuits précédentes elle s'était égarée dans l'escalier de la
maison tenant à la main une bougie allumée. Depuis près
de 5 mois, elle souffrait de troubles de la circulation
caractérisés par un gonflement marqué des extrémités
inférieures et la menstration était irrégulière. Cependant
aucun antécédent héréditaire de même nature ne nous a
été signalé dans l'ascendance de cette malade.

Avant de prendre une décision, nous engageâmes la
famille à essayer tout d'abord de notre traitement. Dès les
premières applications, il y eut une détente ; et après la
troisième, la malade se mit à verser d'abondantes larmes,
la conscience étant complètement revenue. Le traitement
fut continué pendant un mois et Mlle B... reprit son équilibre physique et moral. Depuis lors elle est venue plusieurs fois nous rendre visite, heureuse de sa guérison.

C'était bien un cas d'aliénation mentale dû aux

troubles de la circulation cérébrale, dépendant
selon toute probabilité de l'âge critique commen-
çant et qui a cédé aux excitations périphériques
provoquées par la vapeur d'eau surchauffée,
lesquelles ont amené la décongestion des centres
encéphaliques et rétabli l'harmonie dans l'ensemble
des fonctions.

L'observation suivante est également pleine d'intérêt :

OBSERVATION XVII

M. G..., âgé de 30 ans, employé de commerce et domi-
cilié rue Saint-Martin était arrivé au 25ᵉ jour d'une fièvre
typhoïde relativement bénigne lorsqu'il fut l'objet d'un
rêve dont il garda un souvenir exact. Au réveil, loin de
revenir à la réalité, il donna carrière aux mêmes concep-
tions délirantes. « Se trouvant à Calais, nous racontait-il,
sur le quai de débarquement, il eut le bonheur de porter
secours au prince de Galles qui en descendant de navire
était tombé à l'eau ; ce dernier par reconnaissance lui
avait constitué une rente annuelle et viagère de 6,000 fr.;
avec la stipulation particulière de pouvoir toucher chaque
mois 500 fr. dans toute succursale de la banque de
France. » Il ne déraisonnait pas autrement et chez ses
ascendants aucun cas de folie n'avait été constaté. Après
dix jours, l'état des forces s'était relevé; le sommeil et
l'appétit étaient excellents : mais ce délire organisé de
toutes pièces persistait, délire comme nous l'avons dit non
fébrile. L'affirmation de sa vésanie était telle que sa famille ne put l'empêcher d'écrire à l'ambassade d'Angleterre à cette seule fin de réclamer le titre de sa rente de
5,000 fr. Au 18ᵉ jour cet état d'aliénation continuant, nous
eûmes recours à notre traitement. Deux heures après la
première application, il survint une épistaxis assez abondante d'environ un demi-verre de sang. Et aussitôt après

cette hémorrhagie, la chimère de notre pauvre malade s'évanouit et il revint au sentiment d'une réalité hélas ! beaucoup moins brillante.

Cet individu était évidemment sous le coup d'un état congestif cérébral localisé, lequel état fut jugé par l'excitation cutanée périphérique provoquée au moyen de la vapeur d'eau surchauffée.

Nous avons également traité avec succès quelques autres cas de folie, mais qui tous étaient de date récente et pouvaient être rattachés aux formes dites sympathiques. On ne s'occupe généralement pas assez dans le traitement des maladies mentales des causes viscérales qui peuvent déterminer cette affection. Indépendamment des causes générales telles que l'alcoolisme, l'hérédité, etc., les troubles intellectuels résultent le plus souvent d'une circulation irrégulière du sang qui baignent les cellules nerveuses, car la présence du sang est indispensable à leur fonctionnement ; aussi les troubles circulatoires les plus légers peuvent modifier ce fonctionnement. Du reste, d'après les observations de M. Voisin, les lésions variées des cellules cérébrales qu'on observe habituellement dans la folie, sont le résultat d'un défaut de nutrition provenant le plus souvent d'obstacles au cours régulier du sang dans lss capillaires cérébraux.

Dans ces sortes d'affections notre mode de traitement est bien préférable à l'emploi de l'hydrothérapie ; il ne répugne nullement au malade qui est plutôt agréablement impressionné. Tandis que le premier effet de la douche d'eau froide est d'amener

un brusque resserrement des vaisseaux de la périphérie, d'où un refoulement du sang vers les organes centraux. Il surgit alors une sensation de trop
plein dans les régions de la tête, de la poitrine et
quelquefois des reins. Aussi le malade est-il le plus
souvent terrifié sans compter les fâcheuses consé-
quences qui peuvent résulter de cette commotion.
C'est pourquoi la douche n'est plus employée dans
le traitement de la folie que comme moyen de
répression, et c'est croyons-nous, le seul avantage
que l'on puisse en retirer. Car comme le disait si
excellemment notre ancien et regretté maître,
B.-A. Morel « le médecin qui pour corriger les
« tendances dangereuses d'un aliéné ou pour l'ar-
« racher à une mort certaine, emploie l'impression
« de la douche, n'est pas plus coupable que le chi-
« rurgien qui ampute un membre gangrené pour
« sauver un individu. »

CHAPITRE QUATRIÈME

EFFETS HYGIÉNIQUES

Nous exposerons sommairement les principaux avantages hygiéniques que l'on peut retirer de la pratique bien entendue des applications de vapeur d'eau surchauffée (1). Les excitations qui en résultent non seulement conservent la santé, mais aussi la perfectionnent. En effet chez tout individu sous puissance diathésique et le nombre en est grand, dès lors que la nutrition s'effectue dans de meilleures conditions, la diathèse elle-même s'affaiblit. *Qui sue bien se porte bien*, tel est le proverbe si répandu dans tout l'Orient.

§ I. — Les applications de vapeur d'eau surchauffée entretiennent la transpiration de la peau, ainsi que sa sensibilité tactile.

En effet la vapeur d'eau surchauffée en provoquant la sudation dans les conditions physiques et physiologiques que nous avons déterminées, entre-

(1) Au congrès international d'Hygiène de Paris (1878), nous avons déjà donné communication d'un mémoire concernant les *Applications hygiéniques de la vapeur d'eau surchauffée.*

tient la transpiration de la peau et la rétablit au besoin; or cet organe, ainsi que nous l'avons vu, remplit des fonctions multiples.

De plus la sudation débarrasse le tégument externe des impuretés qui ont pu s'y accumuler, car par suite de l'évaporation de l'exhalation cutanée il se dépose à la surface de la peau un résidu solide formé de sels et de matière animale. (Becquerel).

En même temps les applications de vapeur d'eau surchauffée maintiennent à l'organe du toucher toute sa sensibilité tactile en préservant la peau de toute souillure et en éliminant les corps étrangers de toute nature qui peuvent s'y être attachés.

§ II. — Les excitations provoquées par la vapeur d'eau surchauffée sont un moyen hygiénique des plus efficaces pour assurer la croissance régulière des enfants.

En effet dès l'âge de deux ans, les enfants supportent parfaitement ces applications; le mouvement de dénutrition et de rénutrition est encore plus accentué que chez l'adulte.

« Chez les enfants qui ne grandissent pas à « moins de circonstances héréditaires spéciales, « on peut croire à l'existence du rachitisme ou du « commencement de cette affection. » (Bouchut). Dans ce cas sous l'influence de notre traitement toutes les fonctions étant excitées, principalement les fonctions digestives, le mouvement d'assimilation et de désassimilation se fait dans de meilleures conditions. Or ce double mouvement qui s'opère au sein des éléments de l'organisme, est une condition essentielle de son développement régulier. Bien entendu que l'alimentation se composera de laitage sous toutes les formes à l'exclusion de la viande, des légumes et du vin.

Dans les cas de croissance exagérée trop rapide, la fatigue physiologique résultant des applications de vapeur d'eau surchauffée est tout aussi salutaire que les courses et les marches forcées et surtout beaucoup plus facile à mettre en pratique ; associée à la gymnastique, elle est de la plus haute utilité.

Nous modérons ainsi la croissance dans de sages limites, et nous prévenons les maladies qui sont souvent la conséquence de la croissance exagérée telles que les affections pulmonaires, cardiaques et paralytiques.

§ III. — Les applications de vapeur d'eau surchauffée sont un excellent moyen prophylactique de l'obésité, de la goutte et de la gravelle.

C'est surtout dans les grands centres, à Paris principalement où la vie est sédentaire, l'air confiné et les abus de table fréquents que ces applications sont appelées à rendre de réels services. En effet par cette façon de vivre le sang se trouve chargé d'une surabondance de matériaux nutritifs qui entraîne à sa suite l'obésité, la goutte ou la gravelle suivant que cet excès se dépose sous forme de graisse dans les tissus, d'acide urique ou d'urates dans les articulations ou dans l'appareil urinaire.

Le vieux proverbe latin est toujours vrai : *Plures occidit gula quam gladius.*

Tous les hygiénistes ont reconnu que pour faciliter l'élimination de la réserve adipeuse aucun moyen n'était plus sûr que le bain de vapeur; or la sudation par la vapeur d'eau surchauffée a toute l'efficacité du bain de vapeur sans en avoir les inconvénients.

L'obésité est plutôt une infirmité qu'une maladie et cependant quand elle est très développée, elle peut amener les accidents les plus graves. Les obèses sont généralement lourds et paresseux; aussi sont-ils le plus souvent incapables de se livrer à un travail qui demande des efforts de quelque durée. Menacés de mort subite, les obèses ne vivent pas longtemps. Les femmes obèses même jeunes sont peu réglées et communément stériles. (D'Heilly) (1).

Le traitement de cette infirmité sera en même temps diététique, car elle est due principalement à l'alimentation composée de corps gras et de substances hydro-carbonées et aussi à l'abus des boissons principalement de la bière.

Egalement les excitations cutanées provoquées par la vapeur d'eau surchauffée sont un puissant moyen prophylactique de la goutte et de la gravelle. Déjà Sanctorius et Dodart avaient regardé comme cause déterminante de cette affection une diminution dans la transpiration. « La peau comme on « sait, est un des plus puissants émonctoires des

(1) *Nouveau Dictionnaire de Médecine et de Chirurgie pratiques.*

« matières azotées. La suppression passagère des
« fonctions de cet organe entraîne la rétention dans
« le sang des matériaux azotés qu'il devrait élimi-
« ner et par suite les matériaux en excès sont
« incomplètement brûlés, d'où production d'acide
« urique. » (Jaccoud).

Les applications de vapeur d'eau surchauffée fa-
vorisant et rétablissant au besoin la transpiration,
sont certainement un moyen prophylactique incontestablement efficace de la goutte et de la gravelle. Elles maintiennent en équilibre le budget
des recettes et des dépenses et préviennent ainsi
l'altération de la crase sanguine en assurant le
fonctionnement harmonique de tout l'organisme.

Les sudations pratiquées hygiéniquement favorisent également l'assimilation en activant la désassimilation et préviennent le trouble des fonctions
digestives. Or « s'il est en dehors de l'hérédité, dit
« le professeur Lasègue (1), une cause déterminante
« de la goutte, c'est certainement dans le trouble
« des fonctions digestives qu'il faut la chercher,
« parce que c'est là qu'on trouve les raisons de la
« surabondance de l'acide urique dans l'économie. »

§ IV. — **Chez la femme enceinte, les applications de vapeur d'eau surchauffée préviennent l'albuminurie, et l'urémie.**

La grossesse n'est pas une contre-indication de la
pratique hygiénique des applications de vapeur

(1) *Nouveau Dictionnaire de Médecine et de Chirurgie pratiques.*

d'eau surchauffée. La transpiration se produisant doucement, sans secousse et à basse température, aucun danger d'avortement n'est à redouter. C'est un sûr moyen de prévenir l'albuminurie et l'urémie; et ces accidents étant déjà déclarés, nous avons obtenu d'excellents résultats au moyen de notre traitement. Du reste Chaussier a fait un fréquent usage des bains de vapeur à la Maternité et malgré l'infériorité des moyens employés il en retirait de précieux avantages.

§ V. — Les excitations cutanées par la vapeur d'eau surchauffée favorisent la formation difficile chez la jeune fille chloro-anémique; elles font disparaître rapidement les troubles dépendant de l'Age critique.

A l'âge nubile et à l'âge critique, les applications de vapeur d'eau surchauffée rendent à la femme de signalés services alors que des troubles plus ou moins graves apparaissent au moment de la formation ou à l'âge du retour.

Chez les jeunes filles à l'époque de la puberté la menstruation a souvent beaucoup de peine à s'établir et amène un état d'alanguissement lié à un état de chloro-anémie. Sous l'influence des excitations provoquées par la vapeur d'eau surchauffée, les règles s'établissent sans souffrance et les effets toniques résultant du traitement triomphent de la chloro-anémie.

Au moment de l'âge critique, tantôt il survient des hémorrhagies utérines excessives dues probablement à l'atonie de la matrice qui reste molle.

Par suite de l'anémie qui en résulte la femme pâlit elle éprouve des palpitations et ressent une grande faiblesse dans tous les membres : ces hémorrhagies durent quelquefois plusieurs années. Mais un danger plus grand que l'anémie, c'est que ces congestions peuvent favoriser le développement d'une métrite chronique ou chose plus grave, d'un cancer de l'utérus.

D'autres fois, alors qu'il n'y a pas de pertes, il s'établit une véritable pléthore caractérisée par un sentiment de plénitude désagréable dans le bas-ventre, par des étouffements et surtout par des bouffées de chaleur au visage que les femmes de Lorraine appellent vulgairement des *chaurées*. Enfin certaines maladies de la jeunesse, principalement des éruptions cutanées qui avaient disparu à l'apparition des règles, reparaissent lors de leur cessation. Dans cette situation maladive la pratique des applications de vapeur d'eau surchauffée est éminemment salutaire.

En cas de pertes, par la puissante dérivation qui se fait vers la peau la circulation générale se régularise et les organes viscéraux se décongestionnent, tandis que l'état pléthorique est jugé par le mouvement d'élimination aussi longtemps répété que l'exige l'état de malaises que ressent la femme.

L'action antispasmodique de la sudation calme l'état vaporeux si pénible qui est entretenu par la surexcitation nerveuse; aussi grâce à ce traitement le choc toujours brutal du retour d'âge est atténué de la façon la plus heureuse.

§ VI. — Chez les vieillards, les applications de vapeur d'eau surchauffée préviennent les affections catarrhales et aussi la décrépitude.

Alors que chez les vieillards les fonctions cutanées s'amoindrissent au détriment des émonctoires internes, la sudation rend de grands services. La sudoration étant une fonction supplémentaire de l'urination et de la respiration, les excitations cutanées préviennent le catarrhe du poumon et de la vessie, si fréquent à cet âge de la vie.

Puis l'individu ne vieillit pas dans le sens exact du mot tant qu'a lieu le renouvellement des tissus ; les organes qu'ils constituent continuant à fonctionner, la personnalité de l'être reste toujours en pleine activité. Or ce renouvellement étant assuré par les applications de vapeur d'eau surchauffée pratiquées hygiéniquement, la décrépitude ne se produira pas, le double mouvement qui constitue la vie continuant à se faire d'une façon harmonique.

CHAPITRE CINQUIÈME

INDICATIONS ET CONTRE-INDICATIONS DU TRAITEMENT

Nous résumerons succinctement les indications et contre-indications du traitement des maladies par les applications de vapeur d'eau surchauffée, tout en faisant cette réserve que des indications fournies par d'autres affections seraient exactement remplies au moyen des excitations provoquées par la vapeur surchauffée ; l'expérimentation clinique nous en donne chaque jour la preuve.

§ I. — Contre-indications du traitement.

Les applications de vapeur d'eau surchauffée sont contre-indiquées dans toutes les maladies organiques arrivées à la période cachectique ; et la contre-indication est d'autant plus absolue que la lésion siège dans les organes qui servent à la nutrition. Il serait absurde de provoquer la dénutrition chez un malade qui ne peut plus se nourrir.

Également nous ne tenterions jamais de provoquer une excitation même la plus légère chez un malade atteint d'anévrysme ; ce serait de cœur joie courir au devant des plus graves accidents.

Toutefois certaines maladies organiques du cœur sont heureusement modifiées par notre procédé principalement les affections mitrales. L'organe central est alors directement stimulé ; par voie indirecte la circulation périphérique est facilitée et les obstacles que rencontre le cours du sang diminués. Mais l'anasarque trop considérable en modifiant l'impressionnabilité cutanée s'oppose aux effets excito-moteurs.

OBSERVATION XVIII

Dernièrement nous traitions un jeune homme âgé de 25 ans pour une syphilis constitutionnelle ; mais depuis environ 8 ans il était atteint d'une endocardite rhumatismale qui se traduisait par un souffle râpeux aux deux temps ; ce qui indiquait un rétrécissement valvulaire prononcé. Sous l'influence du traitement parfaitement supporté, en même temps que la diathèse syphilitique s'épuisait, une amélioration des plus manifestes eut lieu du côté du cœur ; le souffle ne s'entendait plus qu'à un seul temps et était devenu doux.

Nous nous réservons d'étudier plus tard cet ordre d'affections et d'en tracer les indications et contre-indications vis-à-vis de notre traitement,

§ II. — **Indications majeures du traitement.**

Les applications de vapeur d'eau surchauffée sont indiquées :

1° Dans les **Maladies de la peau,** que la nature en soit herpétique, arthritique, scrofuleuse ou syphilitique ;

2° Dans les **Maladies des Voies respiratoires** d'origine arthritique, herpétique ou syphilitique ;

3° Dans l'**Anémie** accompagnée de dépression des forces, dépendant principalement des maladies constitutionnelles : **Arthritisme, Scrofule, Herpétisme, Diabète, Albuminurie, Goutte, Syphilis ;**

4° Dans les **Affections rhumatismales** liées ou non à la **Goutte,** qu'elles soient subaiguës ou chroniques, et dans leurs formes et accidents curables (lésions musculaires, articulaires et osseuses) ;

5° Dans les **Névralgies** et les **Névroses,** surtout dans celles qui réclament à la fois un traitement sédatif et tonique telles que les états névropathiques, choréiques, hystériformes, etc. ;

6° Dans les accidents généraux causés par les **Maladies utérines**, car sous l'influence de la plupart des affections chroniques de l'utérus, l'appareil digestif et le système nerveux sont profondément troublés ;

7º Dans les **Paralysies partielles** de nature rhumatismale, et dans celles également qui sont dues à de simples congestions cérébrales ou médullaires ;

8º Dans les **Empoisonnements par le plomb, par le mercure,** dans les **Intoxications paludéennes** et au début des **Fièvres graves** dues à un infectieux quelconque ;

9º Enfin dans certains cas de **Folie sympathique.**

De plus, ainsi que nous l'avons démontré, la pratique des applications de vapeur d'eau surchauffée est **une habitude éminemment hygiénique.** En effet :

1º Elles entretiennent la transpiration de la peau et la sensibilité tactile ;

2º Elles sont un moyen hygiénique des plus efficaces pour assurer la **Croissance régulière** des enfants ;

3º Elles sont également un excellent moyen prophylactique de l'**Obésité,** de la **Goutte** et de la **Gravelle.**

4º Elles préviennent chez la femme enceinte l'**Albuminurie** et l'**Urémie** ;

5° Elles favorisent la **Formation difficile** chez la jeune fille chloro-anémique ;

6° Elles font disparaître rapidement les troubles dépendant de l'**Age critique** ;

7° Enfin chez les vieillards elles préviennent les **Affections catarrhales du poumon** et **de la vessie** et aussi la décrépitude.

CONCLUSIONS

La vapeur d'eau surchauffée employée comme agent thérapeutique a toutes les qualités du parfait médicament, car suivant la définition rationnelle de M. Rabuteau (1) un médicament « c'est toute subs- « tance qui modifie les fonctions en agissant sur les « éléments anatomiques ou sur les humeurs, ou en « éliminant les corps qui sont nuisibles ou étran- « gers. » Ce procédé qui permet de modifier plus ou moins profondément l'économie d'une façon - fonctionnelle et sans l'emploi d'aucun médicament, s'appuie sur les lois constantes et positives de la physiologie et non sur les données essentiellement variables de l'empirisme. Aussi les effets thérapeutiques que nous obtenons sont plus rapides, plus certains et moins compromettants pour l'organisme que ceux produits par les nombreux médi-

(1) Rabuteau : *Loc. cit.*, page 3.

caments dits excitants, toniques, antispasmodiques, dépuratifs et altérants.

Chaque jour se présentent de nouvelles indications
de ce mode de traitement que nous avons appelé
Atmothérapie, l'étymologie du mot rendant exac-
tement notre pensée ($\alpha\tau\mu\sigma\varsigma$ vapeur : $\theta\epsilon\rho\alpha\pi\epsilon\upsilon\omega$ je
soigne, je traite). Nous venons d'en ébaucher l'his-
toire thérapeutique ; nous espérons parachever cette
œuvre en étendant le champ de nos expérimenta-
tions cliniques.

TABLE DES MATIÈRES

CHAPITRE I

CHAPITRE II

A LA MÊME LIBRAIRIE

Maladies du système nerveux. Leçons professées à la Faculté de médecine de Paris, par le professeur A. VULPIAN. Recueillies par le Dr BOURCERET, ancien interne des hôpitaux. Revues par le professeur. *Maladies de la moelle.* 1 vol, gr. in-18 compact. 1879 . . . . 16 fr.

Clinique médicale de l'hôpital de la Charité. Considérations et observations par A. VULPIAN et par le Dr RAYMOND, médecin des hôpitaux. Revues par le professeur. *Rhumatismes, — Maladies cutanées, — Scrofules, — Maladies du cœur, — de l'aorte et des artères, — de l'appareil digestif, — du foie, — de l'appareil génito-urinaire, — de l'appareil respiratoire, — Maladies générales, — Empoisonnements chroniques, — Syphilis, — Maladies du système nerveux.* 1 fort vol. in-8° de 950 pages. 1879.   14 fr.

De la faradisation localisée dans le traitement des paralysies et des anesthésies, par A. VULPIAN. In-8° de 80 pages. 1880 . . . . 2 fr. 50

Leçons de clinique thérapeutique, professées à l'hôpital Saint-Antoine, par le Dr DUJARDIN-BEAUMETZ, médecin de l'hôpital Saint-Antoine. Recueillies par le Dr CARPENTIER-MÉRICOURT. Revues par l'auteur. 1 fort vol. gr. in-8° de 780 pages, comprenant le *Traitement des maladies du cœur et de l'aorte, des maladies de l'estomac et des maladies de l'intestin* . . . . 16 fr.

Manuel pratique de gynécologie et des maladies des femmes, par le Dr SYNÉTI, membre de la Société de biologie et des Sociétés anatomique et d'anthropologie de Paris. 1 beau vol. in-8° de 850 pages avec 160 figures *originales* dans le texte. 1879 . . . . 13 fr.

Thérapeutique oculaire, par DE WECKER, leçons cliniques, recueillies et rédigées par le Dr MASSELON, Revues par le professeur. 1 volume in-8° de 800 pages, avec figures dans le texte 1879. . . . . 13 fr.

Chirurgie oculaire, par DE WECKER, leçons cliniques recueillies et rédigées par le Dr MASSELON. Revues par le professeur. 1 volume in-8° de 120 pages, avec 82 figures dans le texte. 1879 . . . . 8 fr.

Traité clinique des maladies de l'enfance, *Affections du poumon et de la plèvre,* par le Dr CADET DE GASSICOURT, médecin de l'hôpital Sainte-Eugénie. 1 vol. gr. in-8° de 500 pages, avec 76 figures dans le texte. 1880 . . . . 11 fr.

Paris. — Imp. Félix MALTESTE et Ce, 22, rue des Deux-Portes-Saint-Sauveur.